Harshit Srivastava
Naganandini S.
Kumar Gaurav Chhabra

Entrevista motivacional na cessação do tabagismo

Harshit Srivastava
Naganandini S.
Kumar Gaurav Chhabra

Entrevista motivacional na cessação do tabagismo

Psicoterapia Comportamental e Cognitiva

ScienciaScripts

Cover image: www.ingimage.com

This book is a translation from the original published under ISBN 978-620-8-11733-7.

Publisher:
Sciencia Scripts
is a trademark of
Dodo Books Indian Ocean Ltd. and OmniScriptum S.R.L publishing group

120 High Road, East Finchley, London, N2 9ED, United Kingdom
Str. Armeneasca 28/1, office 1, Chisinau MD-2012, Republic of Moldova, Europe
Printed at: see last page
ISBN: 978-620-8-25648-7

RECONHECIMENTO

Este trabalho teria permanecido um objetivo distante sem o apoio e o encorajamento de numerosas pessoas, às quais ficarei eternamente grato. Gostaria de aproveitar esta oportunidade para agradecer o seu contributo, que manteve este trabalho no bom caminho e o levou até ao fim.

Em primeiro lugar, estou grato ao **Todo-Poderoso** e aos meus Mestres Espirituais por me terem dado a sabedoria, o conhecimento e a determinação para prosseguir e tornar possível esta dissertação.

Os meus agradecimentos ao **Dr. B.S. Tomar** (Presidente, NIMS) por me ter proporcionado a oportunidade certa nesta universidade para realizar o estudo.

A minha gratidão para com o Diretor, **Prof. (Dr.) M.K. Sunil**, pelo seu apoio e motivação constante.

Os meus sinceros agradecimentos ao Chefe de Departamento, **Dr. Kumar Gaurav Chhabra**, pelo apoio inabalável e pela orientação essencial.

É com imenso prazer que exprimo a minha sincera gratidão à minha orientadora**, a Dra. Naganandini S.**, pela sua orientação e encorajamento constante na preparação desta dissertação. A sua visão do assunto, o seu espírito de devoção, a sua observação crítica e o seu discernimento foram para mim uma fonte divina de inspiração. Teve sempre a amabilidade de me estender o seu patrocínio e as suas capacidades de análise.

Devo também expressar a minha gratidão aos meus venerados professores, **Dr. Priyanka Bhusan**, Professor, **Dr. Pankaj Chaudhary**, Leitor e **Dr. Upasana Tyagi**, Leitor, pela sua orientação, supervisão vigilante e crítica construtiva.

Acima de tudo, estou profundamente grata aos meus pais, **Sr. Santram Srivastava** e **Sra. Suman Srivastava**, e ao meu noivo, **Dr. Nimisha Srivastava**, pelo seu apoio inabalável. Agradeço a Deus por me ter abençoado com uma família tão maravilhosa, pois o seu amor e encorajamento são a base das minhas realizações. Esta dissertação sobre a biblioteca não teria sido possível sem o seu apoio constante e a sua crença em mim.

Estou profundamente grata aos meus superiores, **Dr. Avishek Singh, Dr. Shweta Dangi e Dr. Seemadevi T.**, por terem estado sempre ao meu lado em todas as situações boas e más e por terem mantido o meu espírito elevado durante a minha pós-graduação.

Agradeço a todos pela sua ajuda incondicional.

apoio.

Dr. HARSHIT SRIVASTAVA

ABREVIATURAS

MI	Motivational Interviewing
BCC	Behavior Change Counseling
BECCI	Behavior Change Counseling Index
BCCS	Behavior Change Counseling Scale
TAMI	Technology-Assisted Motivational Interview
BA	Brief Advice
HE	Health Education
HII	High Intensity Intervention
LII	Low Intensity Intervention
TRD	Tobacco Related Disease
SBA	Structured Brief Advice
CPD	Cigarettes Smoked Per Day
NRT	Nicotine Replacement Therapy
SUD	Substance Use Disorders (SUD)
PTSD	Post Traumatic Stress Disorder
BR	Behavioral Reduction Counseling
ICER	Incremental Cost-Effectiveness Ratio
QALY	Quality Adjusted Life Year
CBT	Cognitive Behavioral Therapy
DALY	Disability Adjusted Life Year
MET	Motivational Enhancement Therapy
SC	Structured Counselling

ÍNDICE

INTRODUÇÃO 5
REVISÃO DA LITERATURA 8
HISTÓRIA 31
DEFINIÇÃO E CARACTERÍSTICAS 33
ESPÍRITO DE MI 36
PRINCÍPIOS DO MI 37
MI HABILIDADES 39
INFLUÊNCIAS TEÓRICAS QUE CONTRIBUEM PARA O DESENVOLVIMENTO DO MI 41
PROCESSOS DE MI 45
MI NA CESSAÇÃO TABÁGICA 48
MI EM ABUSO DE ÁLCOOL 51
MI EM SAÚDE ORAL 53
MI EM SAÚDE GERAL 57
EFICÁCIA DO MI NA CESSAÇÃO TABÁGICA 59
DEFICIÊNCIAS DO MI 62
RESUMO 81
CONCLUSÃO 83
BIBLIOGRAFIA 85

A epidemia global do tabaco é um dos mais graves desafios de saúde pública, causando mais de 8 milhões de mortes por ano. Mais de 7 milhões de mortes anuais são atribuídas ao consumo direto de tabaco, sendo cerca de 1,3 milhões de mortes causadas pela exposição dos não fumadores ao fumo passivo.[1] Todas as formas de consumo de tabaco são perigosas, não existindo um nível seguro de exposição. Embora o consumo de cigarros seja o método mais prevalente, outros produtos como o tabaco para cachimbo de água, charutos, cigarrilhas, tabaco aquecido, tabaco de enrolar, tabaco para cachimbo, bidis, kreteks e tabaco sem combustão também apresentam riscos significativos para a saúde. O fardo das doenças e mortes relacionadas com o tabaco é particularmente pesado nos países de baixo e médio rendimento, onde vivem cerca de 80% dos 1,3 mil milhões de consumidores de tabaco do mundo.[2] O consumo de tabaco agrava a pobreza ao desviar as despesas das famílias de bens essenciais como a alimentação e o alojamento para os produtos do tabaco. Esta pressão financeira é agravada pela natureza viciante do tabaco. O impacto económico do consumo de tabaco inclui custos substanciais de cuidados de saúde para o tratamento de doenças relacionadas com o tabaco e a perda de capital humano devido a doenças e mortes causadas pelo consumo de tabaco. Nos últimos trinta anos, registou-se um aumento significativo da investigação e da prática relacionadas com a promoção da saúde. Esta mudança foi impulsionada por factores como a transição das doenças infecciosas para as doenças crónicas como principais causas de morte nas regiões de rendimentos mais elevados, o envelhecimento da população no Ocidente, o aumento dos custos dos cuidados de saúde e a investigação que demonstra que os comportamentos individuais relacionados com a saúde - como a falta de atividade física, hábitos alimentares pouco saudáveis, consumo de tabaco e de álcool. -estão associados a riscos de morbilidade e mortalidade mais elevados. Estima-se que 50% das mortes causadas pelas dez principais causas estejam relacionadas com o comportamento, o que realça o potencial dos indivíduos para melhorarem significativamente a sua saúde através de melhores hábitos. Mesmo com o crescente enfoque na promoção da saúde, o sistema de saúde tem sido lento a adotar perspectivas que enfatizam a capacitação do paciente e a sua participação ativa. No entanto, a entrevista motivacional (IM) é uma abordagem de aconselhamento que pode ajudar as pessoas a deixar de fumar, explorando a sua ambivalência em relação a deixar de fumar e encontrando formas de aumentar a sua vontade e capacidade de parar. Em vez de instruir os indivíduos sobre o porquê e como mudar, os conselheiros que utilizam a IM ajudam as pessoas a escolher mudar o seu comportamento, aumentando a sua confiança na sua capacidade de sucesso. Esta revisão examina se a entrevista motivacional é mais eficaz do que a ausência de tratamento ou métodos alternativos de cessação tabágica. Também irá investigar se uma EM de maior duração, com mais sessões, é muito mais eficaz do que uma EM mais curta, com menos sessões. Ao orientar os indivíduos para explorar e resolver os seus sentimentos contraditórios, a IM ajuda-os a reconhecer as inconsistências entre o seu comportamento tabágico e os seus valores e objectivos mais amplos, criando dissonância cognitiva. Esta lacuna percebida motiva os indivíduos a iniciar a mudança, uma vez que reconhecem a importância de alinhar as suas acções com os seus valores. As afirmações auto-motivacionais são cruciais na IM, uma vez que contribuem significativamente para a mudança efectiva de comportamento. Quando os indivíduos verbalizam as suas razões para a mudança, é mais provável que interiorizem essas motivações e as ponham em prática. Articular o discurso da mudança aumenta o seu empenhamento na mudança e promove um sentido de agência pessoal. Ao integrar estes princípios e técnicas, a IM aborda eficazmente a complexa interação entre motivação e ambivalência, apoiando os indivíduos na realização de mudanças significativas e duradouras para deixarem de fumar.

Butler et al 1999[3] efectuaram um estudo para comparar a eficácia clínica e em termos de custos da consultoria motivacional com o aconselhamento breve para deixar de fumar. Um ensaio pragmático aleatório em 21 clínicas gerais no Sul do País de Gales: 536 fumadores de cigarros consultados por 24 médicos de clínica geral foram escolhidos aleatoriamente para receber consultoria motivacional (270 pacientes) ou aconselhamento breve (266 pacientes) durante uma consulta. Foram avaliados os custos de formação dos médicos e o tempo de consulta adicional para a entrevista motivacional. Os resultados foram documentados em 418 indivíduos (78%) no seguimento de seis meses. Houve um número significativamente maior de doentes no grupo de consulta motivacional que referiu não ter fumado nas 24 horas anteriores (P = 0,01), ter adiado o seu primeiro cigarro do dia mais de cinco minutos depois de acordar (P = 0,01), ter feito uma tentativa de deixar de fumar durante pelo menos uma semana durante o acompanhamento (P = 0,04) e estar numa fase de mudança mais avançada (P = 0,05). As tendências não significativas favoreceram a consultoria motivacional para a abstenção de fumar durante um mês, para a tentativa de deixar de fumar e para a redução do consumo de tabaco. A vantagem da consultoria motivacional foi maior entre os que inicialmente não pensavam em deixar de fumar nos seis meses seguintes. O custo da formação foi de £69,50 por médico e o custo do tempo de consulta adicional foi de £13,59 por doente. O estudo concluiu que a consultoria motivacional produz melhores resultados do que o aconselhamento breve, especialmente entre os que não estão "prontos para mudar". Este facto apoia o modelo das fases de mudança. No entanto, de um modo geral, poucos doentes desistem. Uma formação mais intensiva poderia produzir melhores resultados.

Colby et al 2005[4] realizaram um estudo para avaliar a eficácia da utilização de uma intervenção motivacional breve para reduzir o tabagismo entre pacientes adolescentes tratados numa clínica ambulatória de um hospital ou num serviço de urgência. Os pacientes com idades compreendidas entre os 14 e os 19 anos (N=85) foram distribuídos aleatoriamente para receberem uma sessão de entrevista motivacional (IM) ou aconselhamento breve padronizado (BA) para deixarem de fumar. A avaliação e a intervenção foram efectuadas no contexto médico mais próximo do tratamento médico do doente. Os pacientes foram selecionados e recrutados de forma proactiva e não procuravam tratamento para o tabagismo. As avaliações de acompanhamento foram efectuadas 1, 3 e 6 meses após a intervenção. Os dados de auto-relato indicaram que as taxas de abstinência de 7 dias no seguimento de 6 meses foram significativamente mais elevadas no grupo MI do que no grupo BA, mas esta diferença não foi confirmada bioquimicamente. A taxa de tabagismo auto-relatada (média de cigarros por dia) foi significativamente mais baixa no seguimento de 1, 3 e 6 meses do que na linha de base. Os níveis de cotinina indicaram uma redução do tabagismo em ambos os grupos aos 6 meses, mas não ao 1 mês. No seguimento de 3 meses, apenas os participantes no IM apresentaram níveis de cotinina significativamente reduzidos em comparação com a linha de base. Os resultados oferecem algum apoio ao IM para a redução do tabagismo entre os adolescentes que não procuram tratamento, mas as alterações globais no tabagismo foram pequenas.

Ahluwalia et al 2006[5] realizaram um estudo para avaliar a eficácia da pastilha de nicotina (2 mg vs. placebo) e do aconselhamento (entrevista motivacional vs. educação para a saúde) em fumadores ligeiros afro-americanos. Os participantes foram distribuídos aleatoriamente por um de quatro grupos: pastilha de nicotina de 2 mg mais educação para a saúde (EAS); pastilha de nicotina de 2 mg mais entrevista motivacional (EM); pastilha de placebo mais EAS; e pastilha de placebo mais EM. Um total de 755 fumadores ligeiros afro-americanos (66% mulheres, idade média de 45 anos) foram inscritos num centro de saúde comunitário ao longo de 16 meses e receberam um fornecimento de 8 semanas de pastilhas de nicotina e seis sessões de aconselhamento durante o estudo de 26 semanas. As medidas bioquímicas incluíram o monóxido de carbono (CO) expirado e a cotinina sérica e salivar. Aos 6 meses, as taxas de abandono de sete dias da pastilha de nicotina foram semelhantes às do grupo placebo (14,2% vs. 11,1%, P = 0,232). No entanto, o HE superou o MI (16,7% vs. 8,5%, P <0,001) de forma consistente em todos os pontos de tempo (semanas 1, 8 e 26). O estudo destaca o potencial impacto positivo do aconselhamento diretivo e orientado para a cessação tabágica. É necessária mais investigação para avaliar outras intervenções que possam melhorar as taxas de abandono do tabaco entre os fumadores afro-americanos motivados para deixar de fumar.

Raimundo Soria et al 2006[6] realizaram um estudo para determinar se a entrevista motivacional, em comparação com o aconselhamento anti-tabaco, é mais eficaz para abandonar o hábito. Um ensaio controlado aleatório nos cuidados primários em Albacete, Espanha. Um estudo experimental aleatório de 200 fumadores, que foram distribuídos por dois tipos de intervenções: aconselhamento anti-tabaco (n = 86) e entrevista motivacional (n = 114). Aos indivíduos de ambos os grupos foi oferecida bupropiona quando a dependência da nicotina era elevada (pontuação de Fagerström >7). A taxa de sucesso foi avaliada por intenção de tratar; a abstinência pontual foi medida 6 e 12 meses após a intervenção por testemunho pessoal, confirmado por meio de CO-oximetria (valor < 6ppm). Os resultados mostraram que a medida de eficácia do tratamento para deixar de fumar, tanto após 6 como após 12 meses, revelou que a ação da entrevista motivacional era 5,2 vezes superior aos conselhos anti-tabaco (18,4% contra 3,4%; intervalo de confiança de 95% = 1,63 a 17,13). Assim, concluíram que a entrevista motivacional é mais eficaz do que o aconselhamento breve para deixar de fumar.

Kelly et al 2006[7] realizaram um estudo para avaliar a eficácia de uma intervenção de curta duração centrada no tabaco para estudantes do ensino secundário encaminhados por diretores de escolas devido ao consumo de tabaco. Uma amostra de 56 adolescentes (66% do sexo masculino, idade média de 15 anos) foi recrutada através de referências de três escolas secundárias estatais. Os participantes foram aleatoriamente designados para uma sessão de uma hora de entrevista motivacional (IM) ou para cuidados padrão (aconselhamento/educação). Os dois grupos foram acompanhados em intervalos de um, três e seis meses. Os resultados mostraram que a intervenção de IM resultou em reduções significativas a curto prazo na quantidade e na frequência do consumo de tabaco em relação aos cuidados habituais; no entanto, os efeitos não se mantiveram no seguimento de 3 e 6 meses. As melhorias na auto-eficácia de recusa foram significativas em relação aos cuidados padrão. Assim, concluíram que, para os adolescentes que são fumadores habituais e que apresentam um risco elevado de outros problemas, a entrevista motivacional estava associada a ganhos modestos a curto prazo em relação aos cuidados habituais.

Bock et al 2008[8] realizaram um estudo para examinar a eficácia de uma intervenção de cessação tabágica nas taxas de abstinência e na motivação para deixar de fumar entre fumadores adultos (N=5543) que se apresentaram no serviço de urgência com dores no peito e foram admitidos para observação durante 24 horas para excluir a hipótese de enfarte do miocárdio. Os participantes foram aleatoriamente designados para receberem os cuidados habituais ou uma intervenção personalizada utilizando entrevistas motivacionais e acompanhamento telefónico. A todos os indivíduos que optaram por deixar de fumar foi oferecida terapia com adesivos de nicotina. As avaliações de acompanhamento foram efectuadas ao fim de 1, 3 e 6 meses. As taxas de abstinência (prevalência pontual de 7 dias) foram significativamente mais elevadas no grupo de intervenção personalizada em comparação com os cuidados habituais (OR=1,62, 95% CI [1,05-2,50]), com a maior diferença ao fim de 1 mês: 16,8% no grupo de cuidados habituais vs. 27,3% no grupo de intervenção personalizada. Um terço dos participantes que deixaram de fumar aos 6 meses eram desistentes tardios, tendo iniciado a abstinência após o seguimento de 1 mês. Os factores psicossociais, como a motivação para deixar de fumar, a confiança, a redução da tentação de fumar e a perceção de que a dor no peito estava relacionada com o tabagismo, foram preditores significativos da cessação. As intervenções adaptadas promovem eficazmente as tentativas iniciais de deixar de fumar entre os doentes com dor torácica de urgência, embora possa ser necessário apoio adicional para os que deixam de fumar tardiamente e para a prevenção de recaídas.

Ellerbeck et al 2009[9] realizaram um estudo para comparar as taxas de cessação entre os fumadores que recebiam apenas tratamento farmacoterapêutico ou combinado com um tratamento da doença de intensidade moderada ou elevada, que inclui aconselhamento e feedback do prestador. Foi realizado um ensaio clínico aleatório de junho de 2004 a dezembro de 2007 em 50 clínicas rurais de cuidados primários com 750 pacientes que fumavam ≥10 cigarros/dia. Os participantes foram divididos em três grupos: gestão de farmacoterapia (n = 250); farmacoterapia com até 2 chamadas de aconselhamento (intensidade moderada, n = 249); e farmacoterapia com até 6 chamadas de aconselhamento (alta intensidade, n = 251). As intervenções foram oferecidas de seis em seis meses durante dois anos. Todos os participantes receberam farmacoterapia gratuita; os participantes dos grupos de intensidade moderada e alta receberam relatórios de progresso enviados por fax aos seus médicos. A abstinência tabágica auto-relatada aos 24 meses foi o resultado primário, com resultados secundários que incluíram a abstinência tabágica global, a utilização de farmacoterapia e discussões com os médicos. Os resultados mostraram uma utilização de farmacoterapia comparável entre os grupos, sem diferenças significativas nas discussões com os médicos sobre a cessação tabágica. No entanto, as análises globais demonstraram uma maior abstinência no grupo de alta intensidade em comparação com o grupo de intensidade moderada (OR, 1,43) e nos grupos combinados de gestão da doença em comparação com a farmacoterapia isolada (OR, 1,47). Aos 24 meses, a abstinência auto-relatada foi de 27,9% para o grupo de alta intensidade, 23,5% para o grupo de intensidade moderada e 23,0% para o grupo de farmacoterapia. O estudo concluiu que as repetidas tentativas de deixar de fumar assistidas por farmacoterapia conduzem a uma maior abstinência tabágica, com uma gestão da doença de maior intensidade associada a uma maior abstinência ao longo de 24 meses.

Azevedo et al 2010[10] realizaram um estudo para comparar os resultados de 6 meses de acompanhamento de pacientes hospitalizados que foram divididos em dois grupos de tratamentos de baixa e alta intensidade para a cessação do tabagismo e comparados com os resultados do tratamento hospitalar padrão. No total, foram examinados 2414 pacientes. Duzentos e trinta e sete fumadores actuais foram distribuídos aleatoriamente por uma intervenção de alta intensidade (HII; entrevista motivacional de 30 minutos mais sete chamadas telefónicas de rotina após a alta hospitalar) ou por uma intervenção de baixa intensidade (LII; aconselhamento de 15 minutos sobre os benefícios de deixar de fumar) e 80 constituíram o grupo de cuidados habituais (UC). Seis meses após a alta hospitalar, todos os participantes foram contactados por telefone. A principal medida de resultado foi a cessação do tabagismo. Os resultados mostraram que as taxas de cessação do tabagismo foram de 44,9%, 41,7% e 26,3% para os grupos HII, LII e UC, respetivamente (P = .03). A análise multivariada identificou as seguintes variáveis que estão associadas ao insucesso na cessação tabágica: ausência de doença relacionada com o tabaco (DRT), idade mais jovem e baixa motivação para a cessação no contacto inicial. Assim, o estudo concluiu que houve uma grande diferença entre a intervenção e a não intervenção. O LII teve um impacto semelhante ao do HII. As variáveis associadas à não cessação do tabagismo demonstram a necessidade de intervenções mais personalizadas para os fumadores que apresentam menores índices de motivação, são mais jovens e não têm doenças relacionadas com o tabagismo.

Harris et al 2010[11] realizaram um estudo para examinar a eficácia de quatro sessões de aconselhamento de Entrevista Motivacional dadas individualmente para a cessação do tabagismo em comparação com uma condição de comparação de intensidade correspondente de 2006-2009, foram recrutados estudantes que frequentavam a faculdade no Centro-Oeste e que fumavam pelo menos 1 em 30 dias, independentemente do seu interesse em deixar de fumar. 30 fraternidades e irmandades foram randomizadas, resultando em 452 participantes. Os resultados mostraram que não foram encontradas diferenças significativas para a cessação de 30 dias entre o tratamento e a comparação no final do tratamento (31,4% vs 28%, OR=1,20, 95% CI .72,1,99) ou no acompanhamento (20,4% vs 24,6%, OR=.78, 95% CI .50,1,22). Os factores de previsão da cessação no seguimento, independentemente da condição, incluíram mais sessões frequentadas (OR 1,2, IC 95% 1,1,1,8) e mais cigarros fumados em 30 dias na linha de base (OR 4,7, IC 95% 2,5,8,9). As probabilidades de efetuar pelo menos uma tentativa de deixar de fumar foram significativamente maiores para os participantes do grupo de fumadores no final do tratamento (OR 1,75,

95% CI 1,11,2,74) e no seguimento (OR 1,66, 95% CI 1,11,2,47). A modelação mostrou uma redução dos dias fumados em ambos os grupos. No final do tratamento, os fumadores mais frequentes na condição de tratamento tiveram maiores reduções nos dias fumados. Assim, o estudo concluiu que a Entrevista Motivacional para a cessação tabágica é eficaz para aumentar as tentativas de cessação e reduzir os dias fumados a curto prazo.

Audrain-McGovern et al 2011[12] realizaram um estudo para avaliar a eficácia da entrevista motivacional (IM) em comparação com o aconselhamento breve estruturado (SBA) para a mudança do comportamento tabágico dos adolescentes. Os participantes (N = 355) foram aleatoriamente designados para 5 sessões de MI ou SBA. Os resultados primários foram as tentativas de reduzir e de deixar de fumar, a redução do tabagismo e a abstinência do tabagismo validada por cotinina em 7 dias no final do tratamento (semana 12) e no seguimento de 24 semanas. Os resultados mostraram que os adolescentes brancos tinham 80% menos probabilidades de tentar reduzir o consumo de tabaco (odds ratio [OR]: 0,21; intervalo de confiança [IC]: 0,08 - 0,53) e 80% menos probabilidades de tentar deixar de fumar em comparação com os adolescentes negros (OR: 0,17 [IC: 0,06 - 0,46]). Os adolescentes que, pelo menos, planeavam reduzir ou deixar de fumar na linha de base tinham quase 3 vezes mais probabilidades de tentar reduzir (OR: 2,87 [IC: 1,26 - 6,52]) e de tentar deixar de fumar (OR: 3,13 [IC: 1,19 - 8,26]). Os adolescentes que receberam IM tinham 60% menos probabilidades do que os adolescentes que receberam SBA de tentar deixar de fumar (OR: 0,41 [IC: 0,17 - 0,97]). No entanto, os adolescentes que receberam IM apresentaram uma maior redução nos cigarros fumados por dia do que os adolescentes que receberam SBA (5,3 vs 3,3 menos cigarros por dia). Não se verificaram diferenças estatisticamente significativas entre o IM e o SBA na abstinência tabágica (5,7% vs 5,6%, respetivamente). Assim, o estudo concluiu que os efeitos da IM na mudança de comportamento tabágico dos adolescentes são modestos e que a IM pode enquadrar-se melhor numa abordagem de tratamento de cessação tabágica multicomponente em que as competências de mudança de comportamento podem apoiar e promover decisões de mudança de comportamento tabágico.

Davis et al 2011[13] realizaram um estudo para avaliar a entrevista motivacional versus aconselhamento prescritivo para fumadores que não estão prontos para deixar de fumar. Um ensaio controlado aleatório de dois grupos com 218 fumadores pré-contemplativos e contemplativos recrutados na comunidade. O estudo baseado em laboratório foi concebido para simular consultas externas a médicos de clínica geral. Os participantes foram selecionados aleatoriamente para uma intervenção de 15 minutos para comparar a eficácia de um breve aconselhamento motivacional ou prescritivo por um profissional de saúde. Treze variáveis de resultados incluíram intenções de deixar de fumar e relatórios verbais ao fim de 1 e 6 meses com verificação biológica. Foi construída uma medida de resultado composta para proporcionar maior poder de deteção das diferenças do estudo. Os resultados mostraram que cerca de 33% da amostra relatou pelo menos um período de 24 horas para deixar de fumar durante os 6 meses em que foram seguidos após o ensaio. Os resultados sugerem que, embora nenhum dos tratamentos tenha sido superior, houve diferenças entre subgrupos. Os participantes na condição motivacional também tinham maior probabilidade de responder às chamadas de acompanhamento. Assim, o estudo concluiu que a entrevista motivacional e o aconselhamento prescritivo foram igualmente eficazes para os fumadores pré-contemplativos e contemplativos. Os profissionais devem utilizar o método que mais lhes agrada.

Colby et al 2012[14] realizaram um estudo para avaliar o reforço da entrevista motivacional versus o aconselhamento breve para a cessação tabágica em adolescentes. Os adolescentes fumadores de cigarros com idades compreendidas entre os 14 e os 18 anos (N = 162) foram recrutados em contextos médicos, escolares e comunitários e foram aleatoriamente designados para uma entrevista motivacional melhorada ou para um aconselhamento breve (BA) para deixar de fumar. A IM incluía uma sessão individual presencial, uma sessão de reforço por telefone uma semana mais tarde e uma breve intervenção telefónica com os pais. O BA consistiu num breve aconselhamento padronizado para deixar de fumar. As avaliações ocorreram na linha de base, no pós-tratamento e nos acompanhamentos de 1, 3 e 6 meses. Os resultados mostraram que as taxas de abstinência de prevalência pontual de 7 dias confirmadas bioquimicamente foram baixas (por exemplo, 4,5% para a IM; 1,4% para a BA ao fim de 1 mês) e não diferiram significativamente por grupo em qualquer seguimento. Apenas os participantes do grupo MI relataram reduções significativas nos cigarros fumados por dia (CPD) desde a linha de base até 1 mês. Aos 3 e 6 meses, os fumadores de ambos os grupos relataram uma redução significativa dos CPD, sem diferenças entre os grupos. O IM reduziu as normas percebidas relativamente às taxas de tabagismo dos pares e dos adultos, enquanto o BA não teve qualquer efeito sobre as percepções normativas. Não se registaram diferenças entre os grupos no que se refere à motivação ou à auto-eficácia para deixar de fumar. Assim, o estudo concluiu que os resultados apoiam a eficácia da IM na abordagem de percepções normativas incorrectas relativamente ao tabagismo entre pares e adultos e na redução modesta da CPD a curto prazo; no entanto, estes efeitos não se traduziram numa maior abstinência tabágica. A IM pode ser mais promissora como prelúdio de uma intervenção mais intensiva sobre o tabagismo com adolescentes do que como uma intervenção autónoma.

Bock et al 2014[15] realizaram um estudo para avaliar a eficácia de 2 intervenções adjuvantes de cessação tabágica entre os fumadores de baixos rendimentos que eram atendidos num contexto de cuidados primários. Um total de 846 participantes foram aleatoriamente designados para um tratamento de reforço motivacional mais aconselhamento médico breve e 8 semanas de terapia de substituição de nicotina (NRT) ou para cuidados padrão, que consistiam em aconselhamento médico breve e 8 semanas de NRT. A abstinência do tabaco foi avaliada 1, 2, 6 e 12 meses após o início do tratamento. Os resultados mostraram que a utilização do adesivo de nicotina, o aconselhamento telefônico e o equilíbrio positivo das decisões foram preditivos de taxas de abstinência mais elevadas, e que os níveis elevados de stress e a tentação de fumar em situações sociais/habituais e de afeto negativo diminuíram as taxas de abstinência ao longo do tempo. As análises revelaram efeitos da intervenção sobre as tentações de fumar, a duração da utilização do penso e o número de contactos telefónicos. Os efeitos diretos da intervenção sobre as taxas de abstinência não foram significativos, depois de ajustados os preditores do modelo e o viés de seleção devido ao atrito peri randomização. Assim, o estudo concluiu que a integração de abordagens terapêuticas que promovam a utilização e a adesão a medicamentos para deixar de fumar e que visem a gestão do stress e a redução dos afectos negativos pode melhorar a cessação tabágica entre os fumadores com baixos rendimentos.

Rohsenow et al 2014[16] realizaram um estudo para comparar a entrevista motivacional com o aconselhamento breve para fumadores de cigarros em tratamento residencial do álcool. Um ensaio controlado randomizado composto por: (1) Entrevista Motivacional (MI) para Aconselhamento Breve (BA), (2) em uma sessão ou com duas sessões de reforço, para 165 alcoólatras em tratamento SUD. Todos receberam reposição de nicotina (NRT). A IM e o BA produziram uma abstinência confirmada equivalente, com uma média de 10% ao fim de 1 mês e de 2% aos 3, 6 e 12 meses. No entanto, os doentes com mais consumo de droga antes do tratamento (>22 dias em 6 meses) que receberam BA tiveram mais abstinência aos 12 meses (7%) do que os doentes em MI ou com menos consumo de droga (todos 0%). Os boosters produziram 16-31% menos cigarros por dia após BA do que MI. O uso de substâncias não foi afetado pela condição de tratamento ou pela cessação do tabagismo. A motivação para deixar de fumar foi maior após BA do que MI. Assim, BA mais NRT pode ser uma forma rentável de reduzir o tabagismo para alcoólicos com uso de substâncias comórbidas que não estão a procurar a cessação do tabagismo.

Rohsenow et al 2015[17] realizaram um estudo para comparar vales contingentes e entrevistas motivacionais para fumadores de cigarros em tratamento residencial de abuso de substâncias. Um ensaio clínico controlado e aleatório comparou: (1) vales contingentes (CV) para a abstinência tabágica com vales não contingentes (NCV), cruzados com (2) entrevista motivacional (MI) ou aconselhamento breve (BA), para 184 fumadores em tratamento de SUD. Durante o período dos cupões, 36% das leituras de monóxido de carbono indicaram abstinência do tabaco para os que receberam CV versus 13% com NCV ($p < .001$). As taxas de abstinência de prevalência pontual pós-tratamento foram baixas (3- 4% em cada acompanhamento), com mais abstinência quando a CV foi combinada com MI (6,6% em média) do que com BA (0% em média). Não se registaram efeitos diferenciados no consumo de drogas ou na motivação para deixar de fumar. Assim, a CV teve efeitos limitados na abstinência tabágica a longo prazo nesta população, mas os efeitos foram melhorados quando a CV foi combinada com a IM. São necessários métodos mais eficazes para aumentar a motivação para deixar de fumar e as taxas de abandono nesta população de alto risco.

Battaglia et al 2016[18] realizaram um estudo para avaliar a integração de um currículo de cessação do tabagismo baseado em entrevista motivacional (MI) e aconselhamento MI num programa de gestão de cuidados de telessaúde em casa para transtorno de stress pós-traumático (PTSD) para determinar se os comportamentos de tabagismo melhoraram. Eles randomizaram 178 veteranos com PTSD para um programa de tele-saúde domiciliar baseado em MI de 90 sessões ou para cuidados habituais. As medidas de resultado incluíram tentativas de abandono do tabagismo auto-relatadas em 24 horas, abstinência de prevalência de ponto de sete dias, progressão ao longo dos estágios de mudança e sintomas de saúde mental. Os resultados mostraram taxas favoráveis de cessação do tabagismo que foram observadas em ambos os grupos. Não houve diferença estatística nas tentativas de abandono do tabagismo auto-relatadas durante 24 horas, na abstinência do tabagismo com prevalência de sete dias ou na progressão ao longo das fases de mudança. O grupo intervencionado registou uma melhoria dos sintomas de depressão e de PTSD. Assim, concluíram que a integração do tratamento de cessação tabágica baseado em MI na tele-saúde domiciliária de PTSD é um método eficaz para ajudar os veteranos com PTSD a deixarem de fumar. É necessária mais investigação para compreender como otimizar a integração do MI na telessaúde ao domicílio para alcançar taxas sustentadas de cessação tabágica.

Cook et al 2016[19] realizaram um estudo para avaliar os componentes de intervenção promissores do ecrã concebidos para reduzir o tabagismo e promover a abstinência em fumadores que inicialmente não estavam dispostos a deixar de fumar. Uma experiência fatorial aleatória, equilibrada, com 4 factores. 517 participantes adultos fumadores (63% mulheres, 91% brancos) recrutados durante as consultas de cuidados primários que estavam dispostos a reduzir o seu consumo de tabaco mas não a deixar de fumar. Quatro factores contrastaram os componentes da intervenção concebidos para reduzir o tabagismo e promover a abstinência: 1) adesivo de nicotina vs. nenhum; 2) pastilha de nicotina vs. nenhum; 3) entrevista motivacional (MI) vs. nenhum; e 4) aconselhamento de redução comportamental (BR) vs. nenhum. Os participantes podiam solicitar o tratamento de cessação em qualquer altura durante o estudo. O resultado primário foi a alteração da percentagem de cigarros fumados por dia às 26 semanas após a inscrição no estudo; os resultados secundários foram a alteração da percentagem às 12 semanas e a prevalência de abstinência às 12 e 26 semanas após a inscrição no estudo. Os resultados foram poucos efeitos principais, mas uma interação significativa de 4 vias às 26 semanas após a inscrição no estudo ($p=.01$, $\beta = .12$) revelou reduções relativamente grandes do tabagismo por duas combinações de componentes: goma de nicotina combinada com BR e BR combinada com MI. Além disso, a BR melhorou as taxas de abstinência em 12 semanas ($p=.04$), e a pastilha de nicotina, quando utilizada sem IM, aumentou a abstinência após uma tentativa subsequente de deixar de fumar com ajuda ($p=.01$). Assim, o estudo concluiu que a pastilha de nicotina na fase de motivação e o aconselhamento de redução comportamental são componentes de intervenção promissores para os fumadores que inicialmente não estão dispostos a deixar de fumar.

Cately et al 2016[20] realizaram um estudo para avaliar a eficácia da Entrevista Motivacional (IM) na indução de comportamentos relacionados com a cessação entre fumadores com pouca motivação para deixar de fumar. Um ensaio clínico randomizado para duzentos e cinquenta e cinco fumadores diários que relataram baixo desejo de parar de fumar foram recrutados de uma comunidade urbana durante 2010-2011 e distribuídos aleatoriamente para Entrevista Motivacional, educação em saúde ou aconselhamento breve usando uma alocação 2:2:1. Os dados foram analisados de 2012 a 2014. Quatro sessões de Entrevista Motivacional utilizaram um estilo de comunicação centrado no paciente que explorou as razões dos próprios pacientes para a mudança. Quatro sessões de educação em saúde forneceram educação relacionada à cessação do tabagismo, excluindo elementos caraterísticos da Entrevista Motivacional. Uma única sessão de aconselhamento breve consistiu em conselhos breves e personalizados para deixar de fumar. As principais medidas de resultados foram as tentativas auto-relatadas para deixar de fumar, a abstinência tabágica (verificada bioquimicamente), a utilização de farmacoterapias para deixar de fumar, a motivação e a confiança para deixar de fumar, que foram avaliadas no início do estudo e no seguimento de 3 e 6 meses. Os resultados mostraram que, inesperadamente, não surgiram diferenças significativas entre os grupos na proporção de pessoas que fizeram uma tentativa de deixar de fumar no seguimento de 6 meses (Entrevista Motivacional, 52,0%; educação para a saúde, 60,8%; aconselhamento breve, 45,1%; p=0,157). A educação para a saúde teve taxas de abstinência verificadas bioquimicamente significativamente mais elevadas aos 6 meses (7,8%) do que o aconselhamento breve (0,0%) (diferença de 8%, IC 95%=3%, 13%, p=0,003), com o grupo da Entrevista Motivacional a situar-se entre os dois (2,9% de abstinência, diferença de risco de 3%, IC 95%=0%, 6%, p=0,079). Tanto os grupos de Entrevista Motivacional como os de educação para a saúde mostraram maiores aumentos na utilização de medicação para deixar de fumar, na motivação e na confiança para deixar de fumar em relação ao aconselhamento breve (todos p<0,05), e a educação para a saúde mostrou um maior aumento da motivação em relação à entrevista motivacional (d de Cohen=0,36, IC 95%=0,12, 0,60). Assim, o estudo concluiu que, embora a entrevista motivacional fosse geralmente mais eficaz do que o aconselhamento breve na indução de comportamentos de cessação, a educação para a saúde pareceu ser a mais eficaz. Estes resultados sublinham a necessidade de identificar os contextos em que a Entrevista Motivacional pode ser mais eficaz e questionam as recomendações para utilizar a

Entrevista Motivacional em vez de outras intervenções menos complexas de indução da cessação.

Sherman et al 2016[21] realizaram um estudo para comparar a eficácia de duas intervenções de cessação após a alta. Foi realizado um ensaio aleatório de eficácia comparativa. Em dois hospitais públicos da cidade de Nova Iorque, todos os pacientes hospitalizados identificados como fumadores (com base nos registos de admissão) foram abordados. Os critérios de inclusão foram: ter fumado cigarros nos últimos 30 dias; falar inglês, espanhol ou mandarim; ter um número de telefone dos EUA; não ter tido alta para uma instituição onde o acompanhamento ou o consumo de tabaco fosse limitado; e não estar grávida/amamentando. Dos 18.797 pacientes identificados como fumadores actuais entre julho de 2011 e abril de 2014, um total de 3.047 (16%) tiveram alta antes de serem abordados, 3.273 (17%) não eram fumadores actuais, 4.026 (21%) não tinham número de telefone nos EUA, 2.831 (15%) eram inelegíveis por outros motivos e 3.983 (21%) recusaram a participação. No total, 1.618 (9%) participantes inscreveram-se no estudo. Durante o acompanhamento, 69% dos participantes foram alcançados aos 2 meses e 68% aos 6 meses. No momento da alta, os participantes foram selecionados aleatoriamente para receberem aconselhamento telefónico em várias sessões da equipa do estudo (n¼804) ou para serem encaminhados para a linha de apoio estatal para abandono do consumo de tabaco, para um serviço de proximidade e aconselhamento proactivo (n¼814). A abstinência auto-relatada aos 6 meses foi medida. As análises foram realizadas no final de 2015. Os resultados mostraram que um quarto dos participantes eram sem-abrigo ou estavam em habitações instáveis, 60% tinham um historial de abuso de substâncias, 43% relataram consumo atual de bebidas alcoólicas perigosas e metade tinha um diagnóstico psiquiátrico que não o abuso de substâncias. No acompanhamento, a taxa de abstinência (prevalência pontual de 30 dias) foi maior no braço de aconselhamento intensivo do que no braço da linha de abandono aos 2 meses (29,0% vs 20,7%; risco relativo¼1,40; IC 95%¼1,13, 1,73) e 6 meses (37,4% vs 31,5%; risco relativo¼1,19; IC 95%¼1,01, 1,40). Assim, o estudo concluiu que o aconselhamento intensivo foi mais eficaz do que o encaminhamento para a linha de apoio estatal. A abstinência a longo prazo foi excelente em ambos os grupos. Apesar dos critérios mínimos de exclusão, muitos pacientes não eram elegíveis para o registo.

Daly et al 2019[22] realizaram um estudo para avaliar a análise de custo-eficácia das intervenções para deixar de fumar utilizando telemóveis numa população de baixos rendimentos: Standard Care (SC) (aconselhamento breve para deixar de fumar, terapia de substituição de nicotina e materiais escritos de autoajuda), Enhanced Care (EC) (SC mais mensagens transmitidas por telemóvel) e Intensive Care (IC) (EC mais aconselhamento transmitido por telemóvel). As taxas de desistência foram obtidas a partir do Projeto ACTION (Adult smoking Cessation Treatment through innovative Outreach to Neighborhoods). Avaliaram os resultados a curto prazo do custo por desistência e os resultados a longo prazo utilizando o custo por ano de vida ajustado à qualidade (QALY). Os resultados mostraram que, para os homens, o CE custou mais $541 por desistência do que o SC; no entanto, o CI custou mais $5232 por desistência do que o CE. No caso das mulheres, o CE foi fracamente dominado pelo CI - o CI custou mais 1092 dólares por pessoa que deixou de fumar do que o CS. Do mesmo modo, para os homens, o CE teve um rácio incremental de custo-eficácia (ICER) de 426 dólares por QALY ganho em relação ao SC; no entanto, o CI resultou num ICER de 4127 dólares por QALY ganho em relação ao CE. Para as mulheres, o CE foi fracamente dominado; o ICER do CI vs SC foi de 1251 dólares por QALY ganho. O ICER foi inferior ao limiar máximo aceitável da vontade de pagar de 50 000 dólares por QALY em todos os pressupostos de modelação alternativos. Assim, o estudo concluiu que as intervenções com telemóveis para grupos socioeconómicos baixos são uma utilização custo-eficaz dos recursos de saúde. Os cuidados intensivos foram a estratégia mais rentável, tanto para homens como para mulheres.

Steinberg et al 2020[23] realizaram um estudo para avaliar intervenções breves para encorajar as tentativas de deixar de fumar em fumadores com desvantagens socioeconómicas. Aleatorizaram fumadores diários (N = 57) recrutados numa sopa comunitária local para receberem uma Entrevista Motivacional Breve (por exemplo, 30 m), amostragem de Terapia de Substituição da Nicotina (TSN) ou uma intervenção apenas de referência. Cerca de metade dos participantes (50,9%) referiu não ter concluído o ensino secundário e muitos referiram ter apenas (41,4%) ou não (40,4%) dinheiro para as despesas básicas. O acompanhamento foi efectuado cerca de um mês após a intervenção. Os resultados mostraram que diferenças de grupo não significativas indicaram que os participantes aleatorizados para a condição de amostragem NRT tinham maior probabilidade de fazer uma tentativa de deixar de fumar (tamanho de efeito moderado). Aproximadamente 40% da amostra relatou ter feito uma tentativa séria de parar de fumar no acompanhamento. Foram observadas diferenças significativas nos cigarros por dia no seguimento, controlando a linha de base, com os participantes na condição de Entrevista Motivacional, apenas, a relatarem reduções significativas. Os participantes aleatorizados para a condição de NRT tinham uma probabilidade significativamente maior de relatar a utilização de adesivos e pastilhas de NRT no seguimento (efeito grande). Não houve diferenças entre os grupos no que respeita à procura de apoio comportamental. Por fim, verificámos que a tensão financeira subjectiva moderou o efeito da condição na alteração do consumo de cigarros, em que a amostragem de NRT foi mais eficaz para os participantes que relataram menos tensão financeira. Assim, o estudo concluiu que os resultados fornecem evidências iniciais para personalizar intervenções breves para promover tentativas de deixar de fumar em fumadores de baixos rendimentos.

Melnick et al 2021[24] realizaram um estudo para avaliar a efetividade da entrevista motivacional associada à terapia cognitivo-comportamental (TCC) em grupos de tabagismo na atenção primária à saúde. Foi realizado um ensaio clínico randomizado por cluster de base comunitária no Brasil, com início em julho de 2016. Os profissionais do grupo teste foram treinados em entrevista motivacional por oito horas para associá-la à TCC. O tratamento usual para a cessação do tabagismo em grupos consiste em quatro sessões semanais estruturadas de 90 minutos cada, utilizando uma TCC. A linearização de Taylor foi usada para corrigir os valores de p; o teste do qui-quadrado com correlação de Pearson foi usado para variáveis categóricas, e a análise de variância e o teste t de Student foram usados para variáveis contínuas. No total, foram realizados 44 grupos de tabagismo, totalizando 329 pacientes (178 no grupo da entrevista motivacional e 151 no grupo de controlo). A taxa de cessação do tabagismo com entrevista motivacional foi de 61,8%, com RR = 1,25 (IC95%: 1,01-1,54, p = 0,043), e de 47,7% no grupo controle, na quarta sessão semanal de tratamento em grupo. A frequência média das sessões foi de 3,1 (IC95%: 2,9-3,3) no grupo da entrevista motivacional e de 2,9 (IC95%: 2,5-3,4) no grupo de controlo. A taxa de conclusão para o grupo da entrevista motivacional foi de 65,2% e para o grupo de controlo de 57,6%. A entrevista motivacional associada à TCC mostrou-se eficaz e superior apenas à TCC para a cessação do tabagismo em grupo na quarta sessão semanal e para o perfil populacional do estudo (mulheres com idade média de 50,6 anos.

Derefinko et al 2022[25] realizaram um estudo para comparar o aconselhamento breve (BA), a entrevista motivacional (MI), a redução da taxa (RR) e a combinação de MI e RR (MI + RR) para promover a cessação tabágica em fumadores que não estão preparados para deixar de fumar. Um ensaio aleatório controlado com quatro grupos paralelos de intervenção para deixar de fumar. Os participantes foram distribuídos aleatoriamente 1:2:2:2 para receber uma das seguintes intervenções: BA (n = 128), MI (n = 258), RR (n = 257), e MI + RR (n = 260) nos Estados Unidos, todos os contactos com os participantes ocorreram por telefone para serem consistentes com o formato típico das linhas de apoio à cessação tabágica. Um total de 903 participantes adultos fumadores tinha uma idade média de 49 (DP = 13,3) anos e era constituído por 28,9% de homens e 63,3% de caucasianos. O grupo BA recebeu aconselhamento semelhante ao das linhas típicas de cessação tabágica. O grupo MI recebeu aconselhamento utilizando os princípios básicos do MI para induzir uma linguagem que indicasse uma mudança de comportamento. O grupo RR recebeu treino de competências comportamentais e pastilhas de nicotina. O grupo MI + RR combinou elementos das condições MI e RR. A medida de resultado primário foi a prevalência de pontos auto-relatados aos 12 meses e o resultado secundário foi a abstinência prolongada auto-relatada aos 12 meses. Os resultados mostraram que a intenção de tratar (ITT) a prevalência de pontos aos 12 meses indicava que BA (10,9%) tinha taxas de prevalência de pontos significativamente mais baixas do que RR (27,2%, OR = 3,17, 1,69-5,94), e MI + RR (26,9%, OR = 3,16, 1,68-5,93). O BA não teve uma taxa de prevalência pontual significativamente mais baixa do que o IM (15,5%, OR = 1,56, IC 95% = 0,81-3,02). Assim, o estudo concluiu que este ensaio aleatório controlado forneceu provas de que a redução da taxa, que oferece competências comportamentais estruturadas e pastilhas de nicotina, isoladamente ou em combinação com entrevistas motivacionais, é a forma mais eficaz de intervenção de cessação para fumadores que não estão preparados para deixar de fumar.

Linwei He et al 2022[26] realizaram um estudo para explorar a possibilidade de utilizar um chatbot do estilo de entrevista motivacional para melhorar o envolvimento, a aliança terapêutica e a perceção de empatia no contexto da cessação tabágica. Foi realizada uma experiência pré-registada baseada na Web, na qual os fumadores (n=153) foram aleatoriamente designados para a condição de chatbot de estilo de entrevista motivacional (MI) (n=78) ou para a condição de chatbot neutro (n=75) e interagiram com o chatbot em duas sessões. Na sessão de avaliação, o chatbot fez perguntas típicas das intervenções de cessação tabágica, tais como o historial tabágico, o nível de dependência da nicotina e a intenção de deixar de fumar. Na sessão de feedback, o chatbot forneceu feedback normativo personalizado e discutiu com os participantes potenciais razões para deixar de fumar. O envolvimento com o chatbot, a aliança terapêutica e a perceção de empatia foram os principais resultados e foram avaliados após ambas as sessões. Os resultados secundários foram a motivação para deixar de fumar e a competência de comunicação percepcionada e foram avaliados após as duas sessões. Os resultados mostraram que não foram encontrados efeitos significativos da manipulação experimental (chatbot de estilo MI ou neutro) no envolvimento, na aliança terapêutica ou na empatia percebida. Um aumento significativo na aliança terapêutica ao longo de duas sessões surgiu em ambas as condições, com os participantes relatando um aumento significativo na motivação para desistir. O chatbot foi considerado altamente competente e a competência de comunicação foi positivamente associada ao envolvimento, à aliança terapêutica e à perceção de empatia. Assim, o estudo concluiu que falar com um chatbot sobre a cessação tabágica pode ajudar a motivar os fumadores a deixar de fumar e que o efeito da conversa tem o potencial de se desenvolver ao longo do tempo. Não encontrámos apoio para um efeito motivador adicional do chatbot do tipo MI, pelo que discutimos as possíveis razões.

Estes resultados realçam a promessa de utilizar chatbots para motivar a cessação tabágica.

Huang et al 2023[27] efectuaram um estudo para avaliar a eficácia de uma intervenção de 6 meses de formação em saúde na cessação e redução do tabagismo em doentes com diabetes tipo 2. O estudo foi realizado através de um ensaio com dois braços, duplamente cego e controlado aleatoriamente com 68 participantes num centro médico em Taiwan. O grupo de intervenção recebeu formação em saúde durante 6 meses, enquanto o grupo de controlo recebeu apenas os serviços habituais de cessação tabágica; alguns pacientes de ambos os grupos participaram num plano de farmacoterapia. A intervenção de formação em saúde é uma abordagem centrada no paciente para a gestão da doença que se concentra na alteração dos seus comportamentos actuais. Ao centrar-se na realização de ciclos de aprendizagem eficazes para adultos, a orientação para a saúde visa ajudar os doentes a estabelecer novos padrões e hábitos de comportamento. Os resultados deste estudo mostram que o grupo de intervenção teve significativamente mais participantes que reduziram o seu nível de consumo de cigarros em pelo menos 50% do que o grupo de controlo ($p = 0{,}030$). Além disso, os doentes que participaram no plano de farmacoterapia no grupo de intervenção do coaching tiveram um efeito significativo na cessação do tabagismo ($p = 0{,}011$), mas não foi significativo no grupo de controlo. Assim, o estudo concluiu que a formação em saúde pode ser uma abordagem eficaz para ajudar os doentes com diabetes tipo 2 que participam num plano de farmacoterapia a reduzir o tabagismo e pode ajudar aqueles que participam no plano de farmacoterapia a deixar de fumar de forma mais eficaz. Outros estudos com evidências de maior qualidade sobre a eficácia do coaching em saúde na cessação do tabagismo e a de medicamentos orais para deixar de fumar em doentes com diabetes tipo 2.

O início do MI teve origem em 1982, numa série de discussões entre o psicólogo americano William R. Miller e um grupo de psicólogos noruegueses pós-graduados na Clínica Hjellestad, perto de Bergen, na Noruega. Durante uma licença sabática de três meses na clínica, Miller envolveu-se com os psicólogos, abordando vários desafios que enfrentavam no tratamento de indivíduos com problemas relacionados com o álcool. Reflectindo sobre esta experiência, Miller contou como os psicólogos noruegueses colocaram questões perspicazes sobre a sua abordagem de aconselhamento, levando-o a articular a lógica por detrás das suas intervenções. Posteriormente, Miller documentou os seus métodos de aconselhamento e princípios subjacentes num manuscrito, que partilhou com colegas.

As interações de Miller com os colegas provocaram introspeção, levando à elaboração de um manuscrito que delineava os conceitos centrais do MI. Originalmente não destinado a publicação, o manuscrito circulou entre colegas para obter feedback, incluindo o Dr. Ray Hodgson, editor da Behavioural Psychotherapy. Reconhecendo a sua importância, Hodgson propôs publicar a essência do manuscrito na sua revista, acelerando o processo devido ao seu significado para a psicoterapia comportamental e para a comunidade terapêutica. [28]

O manuscrito de Miller, intitulado "Motivational interviewing with problem drinkers", teve a sua estreia no "British Journal of Behavioural Psychotherapy em 1983". Neste trabalho seminal, Miller retratou a IM como uma técnica prática e de senso comum, baseada em princípios de aconselhamento eficazes e na experiência prática, redefinindo a motivação não como uma caraterística inerente, mas como um aspeto dinâmico do processo de mudança, destacando a consideração e o planeamento como fases iniciais fundamentais que podem ser afectadas pelo conselheiro. Em particular, Miller advertiu contra a confrontação no aconselhamento, que frequentemente conduzia à negação e ao evitamento. A publicação suscitou um interesse significativo na comunidade de investigação, levando a novas investigações sobre o estilo de aconselhamento descrito, com investigadores dedicados a escrutinar as suas afirmações.

Em 1989, durante uma licença sabática em Sydney, Austrália, Miller conheceu o psicólogo britânico Stephen Rollnick, iniciando uma amizade. Rollnick, impressionado com o impacto do IM na Grã-Bretanha, pediu a Miller que escrevesse mais sobre o assunto. [29] A sua colaboração levou à publicação do influente livro. "Entrevista Motivacional: Preparing People to Change Addictive Behavior" em 1991, detalhando os princípios da IM e os esforços de formação de Rollnick[28]. Nos anos 90, a Entrevista Motivacional (IM) começou a ser utilizada em vários sectores da saúde para além do tratamento da toxicodependência. Esta expansão foi realçada pelo lançamento de "Health Behavior Change - A Guide for Practitioners" em 1999, destinado a profissionais de saúde. Uma segunda edição de "Motivational Interviewing - Preparing People for Change" foi publicada em 2002, reforçando os conceitos fundamentais da IM. A tradução sueca em 2003 constituiu um marco importante. Além disso, "Motivational Interviewing in the Treatment of Psychological Problems" (Entrevista Motivacional no Tratamento de Problemas Psicológicos) explorou a utilização da IM em contextos de saúde mental e, em 2008, a primeira Conferência Mundial sobre IM realçou a sua importância global. Vinte e cinco anos após o artigo inicial de Miller, a investigação e a aplicação da entrevista motivacional permanecem robustas, demonstrando a sua importância contínua e ampla aceitação.

SOBRE O MI

A IM surgiu parcialmente em resposta à insatisfação dos pacientes e dos prestadores de serviços devido à natureza autoritária dos métodos de tratamento da toxicodependência prevalecentes nessa altura. As abordagens tradicionais, em particular nos Estados Unidos, envolviam frequentemente uma confrontação agressiva, especialmente em contextos de grupo e familiares, com predominância das metodologias dos 12 passos. [30] Estas terapias de confrontação tinham como objetivo instigar a mudança, induzindo o medo através do desafio aos indivíduos com a gravidade das suas circunstâncias. A terapia racional-emotiva, por exemplo, envolvia confrontar os clientes com os seus pensamentos irracionais e incitá-los a alterá-los. [29] Miller criticou estas tácticas baseadas no medo ou na pressão, argumentando que poderiam potencialmente dificultar em vez de facilitar a mudança. Em vez disso, a Entrevista Motivacional (IM) tinha como objetivo capacitar os indivíduos através da criação de um ambiente colaborativo e não conflituoso que facilitasse o crescimento e a mudança pessoal.[32] Embora a EM tenha sido introduzida em 1983, só em 1995 é que Miller e Rollnick a descreveram formalmente como uma abordagem de aconselhamento diretivo centrado no cliente, concebida para promover a mudança de comportamento, ajudando os clientes a explorar e a resolver a ambivalência.[33] Esta definição foi aperfeiçoada em 2002 para destacar a IM como um método diretivo, centrado no cliente e focado no aumento da motivação intrínseca para a mudança.[34]

No final de 2008, a definição evoluiu ainda mais para descrever a IM como uma abordagem colaborativa e centrada na pessoa para orientar os indivíduos na obtenção e reforço da motivação para a mudança. [35]

A entrevista motivacional baseia-se na ideia de que os indivíduos experimentam frequentemente motivações mistas para a mudança, levando a níveis variáveis de motivação e ambivalência. [36] Através da IM, os clientes são encorajados a abordar abertamente a sua ambivalência, facilitando a resolução de motivações contraditórias e promovendo as mudanças comportamentais desejadas. [33] O papel do conselheiro de IM não é persuadir ou coagir diretamente os clientes a fazerem mudanças, pois isso pode levar à resistência e reduzir a probabilidade de sucesso. Em vez disso, a IM centra-se no reforço da motivação intrínseca dos clientes, alinhando-a com os seus objectivos e valores pessoais, permitindo-lhes tomar decisões autónomas sobre a mudança.[37] Este método enfatiza a importância de promover a motivação interna em detrimento da pressão externa.[36]

Os clientes são responsáveis por decidir se e como querem mudar. O objetivo é levar os clientes a envolverem-se em "conversas sobre mudança", que incluem afirmações que reflectem uma consciência da necessidade de mudança, preocupação com as suas circunstâncias actuais, intenção de fazer mudanças ou confiança na sua capacidade de mudar. [34] Existe uma forte correlação entre as intenções expressas pelos clientes e as suas realizações efectivas.[38] O papel do conselheiro é ajudar os clientes a clarificar as suas motivações, fornecer informações e apoio, e oferecer perspectivas alternativas sobre os comportamentos actuais e as potenciais estratégias de mudança.[34] As sessões de IM passam normalmente por duas fases: a primeira aborda a ambivalência do cliente e visa aumentar a motivação intrínseca para a mudança, enquanto a segunda se concentra no reforço do compromisso com a mudança e no apoio ao desenvolvimento e implementação de um plano de mudança. A EM é frequentemente breve, com a duração de uma a quatro sessões, e pode ser aplicada de forma independente ou integrada noutras modalidades de tratamento. Existem várias abordagens de EM modificadas, e é frequentemente utilizada em combinação com outros métodos, como as terapias cognitivo-comportamentais. [36]

Rollnick, Miller e Butler definiram o chamado espírito do IM em termos de de três caraterísticas fundamentais: [39]

- Colaboração
- Evocativo
- Respeitar a autonomia do cliente

A essência da IM reside na disposição do conselheiro para com o cliente, designada por espírito da IM, que sustenta as competências da prática. Embora as competências possam ser ensinadas, o espírito emana do ser interior do profissional. Implica uma vontade genuína de se envolver empaticamente com o mundo interior do cliente. [40]

A IM funciona com base na premissa de uma abordagem de colaboração entre o cliente e o profissional, com um enfoque específico na mudança de comportamento. Ao contrário da abordagem mais ampla centrada no cliente, a IM envolve uma colaboração ativa e uma tomada de decisão conjunta. Os profissionais têm como objetivo ativar a motivação intrínseca e a capacidade de mudança dos clientes, alinhando a mudança de comportamento com os seus valores e preocupações.

Na prática de IM, defende-se um nível de distância clínica dos resultados, reconhecendo que os clientes podem fazer escolhas contrárias às melhorias de saúde desejadas. Embora os profissionais possam dar informações e conselhos, a decisão final é do cliente. Honrar a autonomia dos clientes é importante para facilitar a mudança de comportamento. [39]

A IM consiste em quatro princípios que sustentam as suas competências: [34]

- Expressão de empatia

- Desenvolvimento da discrepância

- Rolar com resistência

- Apoiar a auto-eficácia do cliente

Na IM, expressar empatia é fundamental,[37] pois envolve a compreensão dos sentimentos e perspectivas do cliente sem julgamento. Implica retratar com precisão os pensamentos e sentimentos do cliente enquanto o escuta ativamente. A empatia faz com que o cliente se sinta respeitado e compreendido e contribui para o desenvolvimento de uma relação de confiança entre o cliente e o conselheiro. A construção de uma relação com o cliente é essencial para o sucesso da mudança de comportamento, pois permite-lhe discutir mais honestamente a sua ambivalência em relação a deixar de fumar. Desenvolver a distinção envolve examinar os benefícios e as desvantagens dos comportamentos actuais versus as mudanças desejadas, com o objetivo de destacar as inconsistências e alinhar os comportamentos com os valores fundamentais. Ao desenvolver a discrepância, o cliente torna-se mais consciente da necessidade de mudança. Este princípio aproveita o desejo natural de resolver as contradições na vida de uma pessoa, aumentando assim a motivação para a mudança. O MI defende que se deve lidar com a resistência para evitar confrontos que possam despoletar reacções e aumentar a resistência. Em vez de argumentar, o conselheiro reformula as afirmações e convida os clientes a considerar novas perspectivas, promovendo a abertura à mudança. Lidar com a resistência reduz a probabilidade de retrocesso do cliente e ajuda a manter uma relação de colaboração. Pode resultar num compromisso mais sincero com a mudança, permitindo que os clientes explorem a sua ambivalência sem se sentirem obrigados a fazê-lo. É fundamental apoiar a auto-eficácia dos clientes, uma vez que a mudança de comportamento exige que os clientes acreditem que podem superar os obstáculos. Os conselheiros de IM ajudam os clientes a desenvolver a auto-eficácia, aumentando a sua autoestima e afirmando que eles são capazes de fazer as mudanças que desejam.[34] Um elemento essencial da modificação do comportamento é a auto-eficácia. Os clientes estão mais dispostos a agir e a perseverar perante as dificuldades quando têm confiança na sua capacidade de mudar. Encorajar a auto-eficácia dá aos clientes um sentido de agência e controlo sobre o processo de mudança do seu comportamento. Ao implementar estas ideias, a IM promove uma atmosfera cooperativa e encorajadora que aumenta a motivação e a capacidade de sucesso do cliente.

Cinco competências fundamentais da entrevista motivacional (IM), que se alinham com os princípios e o espírito da IM, incluem[34]

- Fazer perguntas abertas

- Escuta reflexiva

- Afirmações

- Resumir

- Suscitar o discurso da mudança

Nas sessões de aconselhamento de IM, são utilizadas perguntas abertas para encorajar os clientes a expressarem-se livremente, permitindo-lhes aprofundar os seus pensamentos e emoções. A escuta reflexiva dos profissionais ajuda a clarificar os significados dos clientes, uma vez que os indivíduos podem ter dificuldade em articular claramente os seus pensamentos devido a várias preocupações ou limitações em encontrar as palavras certas. [36]

As afirmações do conselheiro de IM, sob a forma de declarações que reconhecem e validam o cliente, desempenham um papel vital no apoio ao longo do processo de mudança do cliente. As afirmações resumidas são utilizadas para consolidar e reforçar o material discutido, demonstrando uma escuta ativa e facilitando a recolha e o reforço do discurso sobre a mudança. [34] O discurso de mudança, que inclui afirmações que expressam o desejo, a capacidade percebida, a necessidade, a prontidão, as razões ou o compromisso de mudar, é fundamental para orientar os clientes através da sua ambivalência. A investigação indica que o discurso da mudança está correlacionado com a melhoria dos resultados dos clientes, especialmente no tratamento da toxicodependência. [41] Alguns estudos estão a explorar a potencial ligação entre a utilização consistente de técnicas de IM por parte dos conselheiros e o discurso de mudança dos clientes, embora as provas continuem a ser limitadas. [42]

A eficácia da Entrevista Motivacional (IM) não é facilmente explicada por um único quadro teórico, uma vez que foi desenvolvida através do aperfeiçoamento de princípios observados na prática clínica, em vez de se basear numa teoria específica. [44] Esta ausência de uma base teórica levou a críticas à eficácia da IM. [45] Os próprios Miller e Rollnick reconheceram a pouca atenção dada ao desenvolvimento de uma base teórica para a IM. Apesar disso, a EM é influenciada por várias perspectivas teóricas, contribuindo para o seu desenvolvimento e aplicação. [34]

1. **Aconselhamento centrado no cliente de Rogers**

   A abordagem de aconselhamento empático da Entrevista Motivacional (IM) tem as suas raízes na terapia centrada no cliente de Carl Rogers, também conhecida como terapia centrada na pessoa. Introduzida em 1957, Rogers enfatizou a escuta reflexiva e acreditava que a aprendizagem significativa acontece quando os indivíduos confiam na sua capacidade de aprender. No seu modelo, o terapeuta desempenha um papel fundamental na facilitação da mudança, em vez de depender de técnicas terapêuticas específicas.[46] O trabalho de Rogers lançou as bases para o que é atualmente conhecido como a relação terapêutica.[38] No entanto, a IM distingue-se da abordagem rogeriana tradicional ao incorporar estratégias diretivas que encorajam ativamente os clientes a mudar. Ao contrário do aconselhamento puramente não-diretivo, a IM centra-se em atrair e reforçar as motivações do próprio cliente para a mudança.[37]

2. **Teoria da Dissonância Cognitiva**

O conceito de desenvolvimento da discrepância na IM, que sublinha o fosso entre as acções do cliente e os seus valores fundamentais, é influenciado pela Teoria da Dissonância Cognitiva de Leon Festinger.[47] Introduzida em 1957, a teoria de Festinger explica como os indivíduos sentem desconforto quando as suas crenças ou atitudes não estão alinhadas com os seus comportamentos. Este desconforto, ou dissonância cognitiva, leva frequentemente as pessoas a mudar as suas crenças para corresponder às suas acções ou a ajustar os seus comportamentos para se alinharem com as suas crenças. Esta teoria é particularmente relevante para compreender como as atitudes são formadas e alteradas, especialmente em situações de tomada de decisão e de resolução de problemas.[48]

3. **Teoria da Reactância Psicológica**

O princípio do controlo da resistência da IM, que enfatiza a necessidade de evitar argumentos para a mudança, é influenciado pela teoria da reactância psicológica, proposta pela primeira vez por J.W. Brehm em 1966. Esta teoria postula que quando os indivíduos se apercebem de uma ameaça ou perda da sua liberdade, experimentam reactância - um estado motivacional elevado caracterizado por angústia emocional, ansiedade e resistência. A reactância motiva os indivíduos a restaurar ou manter a sua liberdade percebida, quer removendo restrições injustas, quer subvertendo-as.

Emocionalmente carregados e irracionais, os indivíduos que experimentam a reactância são levados a tomar medidas para aliviar a sua angústia. Esta teoria tem atraído a atenção em contextos de saúde mental, onde tem sido amplamente estudada e aplicada. Verificou-se que a reatividade desempenha um papel construtivo no aumento da eficácia da psicoterapia e na resolução da resistência do cliente, motivando os indivíduos a afirmarem a sua autonomia e a desafiarem as restrições sentidas. [50, 51]

4. O conceito de auto-eficácia de Bandura

O princípio de apoiar a auto-eficácia dos clientes na Entrevista Motivacional (IM) está profundamente enraizado na Teoria da Aprendizagem Social de Albert Bandura, apresentada pela primeira vez em 1977. A auto-eficácia é definida como a confiança de um indivíduo na sua capacidade de atingir objectivos específicos através de acções deliberadas.[52] De acordo com a Teoria da Aprendizagem Social, a auto-eficácia é mais eficazmente cultivada, e a mudança de comportamento torna-se mais duradoura, quando os indivíduos estão ativamente envolvidos no processo. Mais tarde, Bandura desenvolveu esta ideia na sua Teoria Social Cognitiva, introduzida em 1986, que coloca a auto-eficácia no centro da determinação do comportamento. Esta teoria postula que os comportamentos são moldados pela interação de incentivos e expectativas, ocorrendo uma mudança de comportamento bem sucedida quando os indivíduos sentem que têm controlo sobre os resultados, enfrentam obstáculos externos mínimos e acreditam na sua capacidade de serem bem sucedidos - sendo esta crença a essência da auto-eficácia.[53] A auto-eficácia elevada é um indicador significativo da mudança de comportamento, como demonstrado em vários **estudos.** [54]

5. Modelo das Fases da Mudança

A Entrevista Motivacional (IM) é frequentemente associada ao modelo das Fases da Mudança desenvolvido por James O. Prochaska e Carlo C. DiClemente em 1983.[55] Nomeadamente, William R. Miller, um pioneiro da EM, referiu-se a este modelo no seu artigo inicial sobre a EM nesse mesmo ano. Embora existam semelhanças entre a IM e o modelo das Fases da Mudança, estes foram desenvolvidos independentemente.[36] O modelo das Fases da Mudança descreve cinco fases-chave pelas quais os indivíduos normalmente passam durante o processo de mudança comportamental: pré-contemplação, contemplação, preparação, ação e manutenção.[54] O modelo também reconhece que as pessoas progridem através destas fases a ritmos diferentes e que comportamentos diferentes podem progredir de forma diferente ao longo destas fases.[38]

Miller comparou a IM e o modelo das Fases da Mudança a "primos que se beijam", [39] uma vez que partilham elementos comuns, tais como a visão da motivação como um processo de mudança e o reconhecimento da ambivalência como uma parte natural deste processo. [38] No entanto, a IM centra-se principalmente nas fases iniciais da mudança, abordando a ambivalência para aumentar a motivação para a ação. [36]

6. Teoria da autodeterminação

A Teoria da Autodeterminação (SDT) foi proposta como um quadro teórico para compreender o funcionamento da IM. [56] Desde a década de 1970, Edward L. Deci e Richard M. Ryan desenvolveram a Teoria da Autodeterminação (SDT), que enfatiza a importância do apoio à autonomia. Esta abordagem implica que os profissionais ajudem os clientes a reconhecerem-se a si próprios como a força motriz dos seus comportamentos. A SDT sugere que o apoio à autonomia aumenta a motivação e os resultados positivos. Muitos princípios e competências do MI alinham-se com o apoio à autonomia, como a escuta ativa e o resumo, que aumentam a auto-consciência do cliente e facilitam a tomada de decisões autónomas. [57] A investigação mostra que os clientes beneficiam mais do tratamento quando têm conselheiros que apoiam a autonomia. [58]

A estrutura do tratamento de IM está dividida em quatro processos distintos, embora estes processos não sejam lineares e possam ser revisitados conforme necessário:

1. **Envolvimento (Construção da Relação)** Esta fase inicial é essencial para estabelecer uma relação de trabalho terapêutico. Envolve o desenvolvimento de uma compreensão sem julgamentos das perspectivas, valores e objectivos do paciente. Esta compreensão é crucial, especialmente quando o paciente está a participar sob pressão externa e não voluntariamente.

2. **Focalização (Encontrar uma direção)** Os pacientes apresentam frequentemente múltiplas áreas problemáticas que variam em importância subjectiva. O processo de focalização envolve a identificação e a priorização das questões mais importantes para o paciente.

3. **Evocação (Orientação para os Objectivos)** Nesta fase, a conversa muda para o cerne da IM, tornando-se orientada para os objectivos. O processo é concebido para suscitar a motivação do paciente para a mudança, ligando-a às suas principais prioridades de vida. O objetivo é que o paciente articule as suas razões e estratégias para a mudança, essencialmente "falando consigo próprio para mudar". Estas declarações orientadas para a mudança são depois reforçadas e ampliadas.

4. **Planeamento (Traduzir a Motivação em Ação)** Embora as três primeiras fases sejam parte integrante da IM, chegar a esta quarta fase depende da decisão do paciente de procurar a mudança de comportamento. Se o paciente estiver pronto, o foco passa a ser solidificar a intenção de mudar, definindo objectivos específicos, desenvolvendo estratégias para atingir esses objectivos e criando um plano concreto e acionável para a mudança.

O consumo de tabaco continua a ser uma das principais causas de doenças e mortes evitáveis a nível mundial, sendo responsável por mais de sete milhões de mortes por ano. Em 2015, o tabagismo foi o segundo fator de risco mais significativo para os homens, contribuindo para 9,6% dos Anos de Vida Ajustados por Incapacidade (DALY) e representando uma parte significativa da carga de doença masculina decorrente de doenças cardiovasculares, cancros e doenças respiratórias crónicas. Anualmente, o consumo de tabaco é responsável por cinco a seis milhões de mortes em todo o mundo, representando aproximadamente 20% de todas as mortes de homens adultos e 5% das mortes de mulheres adultas com mais de 30 anos. [59-63]

Se as tendências actuais do tabagismo se mantiverem, prevê-se que o número anual de mortes causadas pelo consumo de tabaco aumente para cerca de dez milhões até 2030. Sem esforços significativos de cessação, estima-se que ocorrerão cerca de 400 milhões de mortes relacionadas com o tabaco entre 2010 e 2050, principalmente entre os actuais fumadores. Além disso, na segunda metade do século, prevêem-se mais 500 milhões de mortes, principalmente entre os futuros fumadores.

A única abordagem viável para evitar uma parte significativa das mortes globais relacionadas com o tabaco antes de 2050 é que os actuais fumadores deixem de fumar.[60, 62] O processo de entrevista motivacional (IM) é uma intervenção psicoterapêutica breve que tem como objetivo aumentar a probabilidade de um indivíduo tentar mudar o seu comportamento nocivo.[37] A IM foi adaptada de várias formas, incluindo sessões breves de 20 minutos no consultório, conhecidas como consultoria motivacional, bem como a Terapia de Reforço da Motivação (MET), que envolve várias sessões, avaliações extensas, feedback personalizado e entrevistas de acompanhamento. Além disso, a IM tem sido aplicada através de consultas telefónicas e em grupos. A Entrevista Motivacional (IM) e as suas diferentes adaptações têm sido utilizadas como uma intervenção autónoma e em combinação com outros tratamentos, numa variedade de contextos. Estes contextos envolvem ambientes de cuidados de saúde, tais como enfermarias de hospitais, serviços de urgência e consultórios médicos gerais.

Como funciona a intervenção

Miller propõe que a motivação pode variar ao longo do tempo ou em diferentes situações e pode ser orientada numa direção específica. Por conseguinte, a falta de motivação (ou resistência à mudança) é considerada fluida e suscetível de ser influenciada. O principal objetivo da entrevista motivacional (IM) é facilitar a mudança de comportamento utilizando uma abordagem diretiva, ajudando os indivíduos a explorar e a resolver qualquer ambivalência que possam ter em relação à mudança (Rollnick, 1995), aumentando assim a probabilidade de optarem por mudar o seu comportamento. No contexto do tabagismo, o objetivo da IM é aumentar a motivação para deixar de fumar, tornando mais provável a cessação do tabagismo.

Rollnick (1995) também indica que a adoção de um estilo agressivo ou de confronto é suscetível de provocar respostas negativas, tais como discussões, que os profissionais podem interpretar como negação ou resistência. Em vez de ditar acções, a IM orienta os indivíduos para explorarem e confrontarem o seu comportamento por si próprios. A IM incorpora várias estratégias terapêuticas para aumentar a probabilidade de mudança de comportamento.

As declarações do cliente são utilizadas para destacar a discrepância entre o seu comportamento atual e os seus objectivos ou auto-percepções significativas. Os terapeutas encorajam as declarações auto-motivacionais (por exemplo, maior consciência do problema, preocupação com as consequências, intenção de mudar e otimismo) mostrando empatia, respeitando o cliente, fornecendo feedback relevante e fazendo perguntas abertas que convidam à reação do cliente à informação apresentada e aos seus actuais desafios de vida.

Um aspeto fundamental do MI é refletir as afirmações auto-motivacionais para que o cliente ouça as suas preocupações e razões para a mudança pelo menos duas vezes: uma vez de si próprio e pelo menos uma vez do terapeuta. O papel do terapeuta é criar uma estrutura para as preocupações do cliente que apoie uma consideração equilibrada dos benefícios e custos de continuar com o comportamento problemático.

A resistência não é vista como uma caraterística do cliente, mas como uma resposta normal a uma ameaça percebida (à autoestima, posição social, etc.) num contexto interpessoal.

A resistência do cliente ('negação') surge tipicamente em resposta a determinados comportamentos do terapeuta, incluindo rotulagem diagnóstica, ameaças, coerção, confronto direto e argumentação. Para neutralizar a resistência, o terapeuta de IM deve mudar as estratégias para aumentar a sensação imediata de controlo ou autoestima do cliente durante a interação, como por exemplo, através da reflexão, reformulação, criação de um paradoxo terapêutico, ou enfatizando a autonomia e a capacidade de escolha e mudança do cliente. Os objectivos do tratamento são negociados em colaboração com o cliente, permanecendo flexíveis e exequíveis dentro do nível de competências atual do cliente.

A nível mundial, o consumo nocivo de álcool é responsável por cerca de 2,5 milhões de mortes por ano. Cerca de 9% destas mortes (320.000) ocorrem entre jovens dos 15 aos 29 anos, principalmente devido a acidentes de viação, homicídios, suicídios e afogamentos.[64] Os níveis perigosos de consumo de álcool para os homens, definidos como o consumo de mais de 40 gramas de álcool por dia (cerca de 5 unidades), duplicam o risco de doença hepática, hipertensão arterial, certos cancros e morte violenta (uma vez que alguns indivíduos com este consumo médio de álcool podem beber muito em dias específicos). Para as mulheres, um consumo médio de mais de 24 gramas de álcool por dia (cerca de 3 unidades) aumenta o risco de doença hepática e de cancro da mama. [65-68]

A Entrevista Motivacional (IM) foi desenvolvida para ajudar os indivíduos a ultrapassar a ambivalência e a comprometerem-se com a mudança.[31] William R. Miller definiu a IM como "um estilo de aconselhamento diretivo e centrado no cliente, destinado a provocar mudanças de comportamento, ajudando os clientes a explorar e a resolver a ambivalência.[33] Segundo Miller, o termo "entrevista motivacional" refere-se tanto a uma forma de se relacionar com os outros como a um conjunto de técnicas concebidas para facilitar este processo.

Os cinco princípios fundamentais do IM são:

- adotar uma abordagem empática e sem juízos de valor,
- praticar a escuta reflexiva,
- desenvolvimento da discrepância,
- enfrentar a resistência e evitar discussões, e
- apoiar a auto-eficácia para a mudança.

O MI é frequentemente combinado com outros componentes de intervenção, conhecidos como adaptações do MI. [69] A adaptação mais utilizada é a Terapia de Reforço Motivacional (MET), que integra a IM com feedback personalizado a partir dos resultados da avaliação.[32]

Como funciona a intervenção

A base teórica da IM e do reforço motivacional está enraizada na terapia centrada no cliente, na teoria da aprendizagem social e na terapia cognitivo-comportamental. Em primeiro lugar, os estudos demonstraram que os comportamentos do terapeuta, como a genuinidade, a cordialidade e a empatia, promovem a mudança nos clientes, ao passo que comportamentos como a não aceitação e o confronto negativo estão associados a uma incapacidade de mudança ou a outros resultados inúteis. [32, 70] Em segundo lugar, o surgimento das teorias de aprendizagem social enfatizou a importância do ambiente social externo e as interações de um indivíduo com ele como factores-chave para motivar mudanças nos comportamentos de consumo de álcool. [52,71,72] Em terceiro lugar, a popularidade do modelo transteórico de mudança de comportamento realçou o entendimento de que a mudança ocorre através de uma série de fases ou etapas.[73]

As equipas de medicina dentária estão numa posição única para oferecer não só aconselhamento preventivo e intervenções breves que melhorem a saúde oral, mas também para tratar doenças crónicas como a obesidade, a diabetes tipo II, as doenças cardiovasculares e os cancros. No entanto, é importante reconhecer as várias barreiras clínico-paciente e ambientais que podem dificultar a prestação de aconselhamento de promoção da saúde num contexto dentário. Embora os dentistas reconheçam as oportunidades tanto para a prevenção como para a redução dos comportamentos de risco para a saúde associados às doenças crónicas, a gestão de muitas condições de saúde oral depende fortemente das rotinas diárias de autocuidado dos indivíduos e da adesão a medidas preventivas e curativas.

A educação para a saúde tradicional (EC), que se centra na prestação de informações e no aconselhamento normativo, é muitas vezes insuficiente para conseguir mudanças de comportamento duradouras. Uma abordagem de aconselhamento como a entrevista motivacional (IM) poderia ser mais eficaz na modificação dos comportamentos de saúde oral. No âmbito do atual modelo biopsicossocial de cuidados de saúde, existe um amplo consenso de que a capacitação dos indivíduos para adoptarem comportamentos saudáveis deve ser parte integrante dos planos de tratamento dos pacientes dentários e dos programas comunitários de saúde oral. [74,75] Convencionalmente, a educação dos pacientes tem-se centrado na divulgação de informações e na prestação de conselhos. Embora isto possa melhorar os conhecimentos dos pacientes, não conduz necessariamente a mudanças sustentadas nos comportamentos de saúde oral.

O que pode parecer um raciocínio convincente para um profissional de medicina dentária cai muitas vezes em saco roto ou resulta na resistência do paciente à mudança.[76] A ineficácia dos métodos de ensino tradicionais levou os profissionais de medicina dentária, inicialmente entusiastas, a sofrerem de esgotamento e a desenvolverem ceticismo em relação a estas abordagens.[52] Perante este dilema clínico, investigadores e profissionais têm procurado soluções alternativas. A entrevista motivacional (IM), um método de aconselhamento colaborativo, foi recentemente introduzida na medicina dentária como uma nova abordagem. A IM fornece um método terapêutico para ajudar os indivíduos a aumentar a sua motivação ou "prontidão" para a mudança.

Pode ser utilizado em

-Comportamentos de higiene oral (escovagem, uso de fio dental, etc.)

-Aconselhamento dietético

-Cessação do tabagismo

-Abuso de álcool

-Aconselhamento aos pais (cáries galopantes, má oclusão autocorrectiva, CCE)

-Gestão do stress

-Gestão da dor

O IM na prevenção da cárie precoce na infância

Os estudos sobre o efeito do IM na prevenção da cárie dentária em bebés revelaram resultados encorajadores mas inconsistentes. Algumas pesquisas indicam reduções significativas na incidência de cáries, enquanto outras não encontram diferenças substanciais. A variabilidade nos resultados pode dever-se a diferenças na conceção do estudo, na fidelidade da implementação e nas caraterísticas da população.

O IM na melhoria da saúde periodontal através de medidas de higiene oral

A melhoria das práticas de higiene oral beneficia significativamente a saúde periodontal. A Entrevista Motivacional (IM) provou ser eficaz no encorajamento de comportamentos que melhoram a saúde periodontal, incluindo melhores rotinas de escovagem e uso do fio dental, resultando num melhor controlo da placa bacteriana e numa diminuição da inflamação gengival.

MI na cessação tabágica

O tabagismo é um dos principais factores de risco para problemas de saúde oral como a doença periodontal e o cancro oral. O MI ajuda eficazmente a deixar de fumar ao:

Reforçar a motivação para deixar de fumar: Ajudar os indivíduos a explorar a sua ambivalência e reforçar o seu desejo de deixar de fumar.

Desenvolvimento de estratégias personalizadas: Criar planos personalizados para deixar de fumar.

Prestação de apoio contínuo: Oferecer encorajamento contínuo e enfrentar os desafios durante o processo de cessação.

A investigação futura poderia explorar a eficácia do IM em diferentes grupos etários e comportamentos-alvo, tais como:

Controlo do consumo de refrigerantes: Reduzir a ingestão de bebidas açucaradas para prevenir a erosão dentária.

Limpeza correta de próteses e aparelhos ortodônticos: Incentivar práticas de limpeza completas e consistentes.

Hábito de chupar o dígito: Prevenir o desalinhamento dos dentes nas crianças.

Deixar de fumar e mastigar noz de areca: reduzir o risco de lesões da mucosa e de cancro oral.

Melhorar o cumprimento da medicação: Assegurar a adesão aos tratamentos dentários e medicamentos prescritos.

A nível mundial, os sistemas de saúde são cada vez mais solicitados a prestar serviços a pessoas com multimorbilidade. Esta condição está frequentemente associada a elevados encargos com tratamentos. A abordagem dos factores relacionados com o estilo de vida que afectam múltiplas doenças pode melhorar a qualidade de vida e os resultados em termos de saúde das pessoas com multimorbilidade. A Entrevista Motivacional (IM) tem sido explorada como um método para apoiar mudanças de comportamento no estilo de vida. [78]

A entrevista motivacional (IM) é uma abordagem adequada para gerir várias condições de saúde nos cuidados primários, incluindo:

- Cessação do tabagismo
- Consumo abusivo de álcool e de substâncias
- Controlo do peso ou melhoria da nutrição
- Aumentar a atividade física
- Melhorar a adesão à medicação
- Abordar o problema dos jogos de azar
- Reduzir os comportamentos sexuais de risco
- Incentivar a vacinação
- Gestão do stress
- Gestão da dor

Um desafio significativo para os profissionais de saúde nos cuidados primários é o tempo limitado disponível para as consultas dos pacientes. Se for caso disso, considere a possibilidade de formar um membro do pessoal clínico, como um enfermeiro, em Entrevista Motivacional. Este indivíduo com formação pode estar disponível para consultas alargadas para as quais outros profissionais de saúde da clínica podem encaminhar os pacientes. Acreditamos que a formação formal e explícita em IM é essencial para os profissionais em contextos de cuidados de saúde, especialmente tendo em conta as dificuldades de adaptação desta estratégia de intervenção aos cuidados primários. Uma vez que o tempo de formação é muitas vezes limitado e os formandos podem não ter experiência em aconselhamento ou competências de comunicação, uma formação eficaz representa um desafio significativo. A importância da formação não pode ser sobrestimada. Em ambientes de cuidados de saúde onde existem inúmeras prioridades concorrentes, a formação em técnicas de mudança de comportamento pode ser vista como um luxo.[78]

O conjunto de investigações sobre a Entrevista Motivacional (IM) na cessação tabágica fornece uma visão detalhada das diferentes intervenções, das suas durações e dos seus resultados. Os principais resultados destes estudos são apresentados no Quadro 1.

1. **Effectiveness of MI Compared to Brief Advice and Standard Care (Eficácia do IM em comparação com o aconselhamento breve e os cuidados habituais)**:
   - Butler (1999) descobriu que uma única sessão breve de IM melhorava significativamente os resultados da cessação tabágica a curto prazo, em comparação com o aconselhamento breve de cuidados padrão. Os indicadores incluíam não fumar nas últimas 24 horas, atrasar o primeiro cigarro do dia e fazer tentativas para deixar de fumar.
   - Colby (2005) mostrou taxas de abstinência mais elevadas em 7 dias e níveis reduzidos de cotinina num seguimento de 6 meses no grupo do IM em comparação com o aconselhamento breve.
   - Raimundo Soria (2006) referiu que o IM era 5,2 vezes mais eficaz do que os conselhos anti-tabaco após 6 e 12 meses.
2. **Intensidade e frequência das sessões de IM**:
   - A IM de alta intensidade (sessões múltiplas) tendeu a mostrar melhores resultados. Por exemplo, Ellerbeck (2009) descobriu que a IM de alta intensidade levou a taxas de abstinência mais elevadas em comparação com a IM de intensidade moderada.

- De Azevedo (2010) demonstrou taxas de cessação do tabagismo significativamente mais elevadas com múltiplas sessões de MI em comparação com os cuidados padrão breves.

3. **IM combinado com farmacoterapia**:
   - Os estudos que incorporaram a farmacoterapia (por exemplo, NRT, bupropiona) geralmente consideraram a IM benéfica. Bock (2008) e Catley (2016) indicaram que a IM em combinação com a TSN levou a melhores resultados de cessação tabágica.
   - Ahluwalia (2006) salientou que, embora a pastilha de nicotina por si só não fosse significativamente mais eficaz do que o placebo, a combinação da educação para a saúde e do IM mostrou benefícios significativos.
4. **Efeitos a longo prazo e sustentabilidade**:
   - Alguns estudos, como o de Kelly (2006), observaram que, apesar de o IM ter mostrado reduções do tabagismo a curto prazo, estes efeitos nem sempre se mantiveram em acompanhamentos mais longos.
   - Harris (2010) e Sherman (2016) sugeriram que o MI é eficaz na promoção de tentativas de cessação a curto prazo e na redução dos dias de tabagismo, mas pode exigir uma intervenção sustentada para uma eficácia a longo prazo.

5. **Eficácia comparativa com outras intervenções**:

   - A IM foi frequentemente considerada mais eficaz ou, pelo menos, tão eficaz como outras intervenções comportamentais. Rohsenow (2014) indicou que a IM e o aconselhamento breve produziram taxas de abstinência semelhantes, mas a IM foi associada a uma maior motivação para deixar de fumar.

- As intervenções combinadas (por exemplo, IM + Terapia Cognitivo-Comportamental) revelaram uma maior eficácia em alguns estudos. Melnick (2021) relatou taxas mais elevadas de cessação do tabagismo com a combinação de IM e TCC.

6. **Intervenções dos pais e dos adolescentes:**

   - Colby (2012) mostrou que o envolvimento dos pais no processo de IM com adolescentes levou a diminuições significativas no consumo de cigarros, embora as taxas de abstinência confirmadas bioquimicamente tenham permanecido baixas e comparáveis entre os grupos.

A evidência global indica que a Entrevista Motivacional é uma intervenção eficaz para a cessação tabágica, especialmente quando realizada em múltiplas sessões de alta intensidade e combinada com farmacoterapia. Embora a EM demonstre frequentemente benefícios significativos a curto prazo, a manutenção da cessação a longo prazo pode exigir intervenções contínuas ou adicionais. A IM é geralmente mais eficaz do que o aconselhamento breve por si só e mostra uma maior eficácia quando integrada com outras terapias comportamentais. A inclusão de membros da família, particularmente nos esforços de cessação tabágica dos adolescentes, também parece promissora. Em geral, a IM é um instrumento versátil e valioso para as intervenções de cessação tabágica.

- **Resultados inconsistentes:** O sucesso da entrevista motivacional (IM) pode diferir significativamente entre vários grupos. Factores como a disponibilidade de um indivíduo para deixar de fumar, as condições de saúde mental e o grau de dependência podem ter impacto nos resultados.

- **Sucesso a curto prazo vs. a longo prazo:** Embora a IM possa conseguir reduções do tabagismo a curto prazo, a sua capacidade de manter a cessação a longo prazo é variável. A investigação indica que, sem apoio ou acompanhamento contínuos, os benefícios do IM podem diminuir com o tempo.

- **Variabilidade na competência do profissional:** A eficácia da IM depende em grande medida da competência do profissional. Uma formação deficiente ou a falta de experiência em técnicas de IM podem conduzir a resultados menos favoráveis.

- **Intensivo em termos de recursos:** A implementação de IM de alta qualidade exige tempo e recursos consideráveis para formação e supervisão, o que pode não ser prático em todos os ambientes de cuidados de saúde.

- **Resistência inicial:** Alguns indivíduos podem resistir à abordagem não-diretiva do IM, preferindo conselhos mais diretos e passos específicos em vez de explorar as suas motivações e ambivalências.

- **Falta de resultados imediatos:** O MI enfatiza a mudança gradual impulsionada pela auto-motivação, o que pode ser frustrante para quem procura resultados rápidos.
- **Questões de compatibilidade:** A IM é frequentemente combinada com outros tratamentos como a terapia de substituição da nicotina (NRT) ou a farmacoterapia. A integração da IM com estes tratamentos pode ser complexa e requer uma coordenação cuidadosa para garantir a eficácia.

- **Desafios na avaliação:** Avaliar o sucesso do IM pode ser difícil devido à sua abordagem personalizada. As medidas tradicionais de cessação do tabagismo podem não captar totalmente o progresso incremental que o IM facilita.

- **Requisito de auto-motivação:** A IM depende em grande medida da motivação intrínseca do cliente para mudar. Se um fumador não tiver essa motivação, a IM pode ser menos eficaz em comparação com métodos mais diretivos.

- **Dinâmica psicológica complexa:** A cessação do tabagismo envolve factores psicológicos complexos, incluindo a dependência, a formação de hábitos e a gestão do stress. A IM pode não abordar de forma abrangente todos estes elementos, necessitando de intervenções terapêuticas adicionais.

QUADRO 1: - CARACTERÍSTICAS DA INTERVENÇÃO MI E RESULTADOS

ID do estudo	Intervenção do IM descrição	Intensidade da intervenção	Descrição do comparador não-infarto do miocárdio	Intensidade do comparador	Farmacoterapia utilizada	Outros componentes de intervenção comuns	Resultados
Mordomo 1999	Breve sessão de IM	1 sessão; 10 min	Breve conselho do CS	1 sessão; 2 min	n/a	n/a	Os doentes do grupo motivacional referiram não ter fumado nas 24 horas anteriores (P=0,01), ter adiado o primeiro cigarro do dia mais de 5 minutos depois de acordar (P=0,01), ter feito uma tentativa de deixar de fumar durante uma semana durante o acompanhamento (P=0,04) e estar numa fase de mudança pronta (P=0,05).

Colby 2005	Aconselhamento MI	2 sessões; 50 min	Breve recomendação para despedimento + chamada de acompanhamento	2 sessões; 10 min	n/a	Panfleto SC + as referências de tratamento informam	As taxas de abstinência de 7 dias no seguimento de 6 meses foram significativamente mais elevadas no grupo MI do que no grupo BA no seguimento de 3 meses, o MI mostrou níveis reduzidos de cotinina
Ahluwalia 2006	Aconselhamento de IM utilizando um guião semi-estruturado	6 sessões; 2 h	Aconselhamento SC que fornece informações e conselhos para desenvolver um plano para deixar de fumar	6 sessões; 2 h	NRT em metade de cada condição; NRT placebo na outra metade	Folheto personalizado para deixar de fumar	A goma de nicotina não foi mais eficaz do que o placebo aos 6 meses (14,2% vs. 11,1%, P = 0,232). No entanto, (HE) teve melhores resultados do que MI (16,7% vs. 8,5%, P <0,001) em

							todos os pontos de tempo.

Raimundo Soria 2006	MI	Três entrevistas de 20 minutos	Conselhos anti-tabagismo	uma sessão 3 minutos	Farmacoterapia para fumadores altamente dependentes	n/a	Tratamento para deixar de fumar após 6 e 12 meses, mostrou que a ação do IM era 5,2 vezes superior aos conselhos anti-tabaco (18,4% contra 3,4%; intervalo de confiança de 95% = 1,63 a 17,13).
Kelly 2006	Aconselhamento MI	1 sessão; 1 h	Aconselhamento da SC com base em modelo de psicoeducação	1 sessão; 1 h	n/a	materiais escritos	A intervenção do IM resultou em reduções a curto prazo na quantidade e frequência do tabagismo em relação aos

							cuidados padrão, no entanto, os efeitos não foram mantidos no seguimento de 3 e 6 meses. As melhorias na auto-eficácia de recusa foram significativas em relação aos cuidados padrão.
Bock 2008	Aconselhamento de IM + recursos de autoajuda	5 sessões; 1 h 20 min	Telefonemas de aconselhamento não relacionados com o enfarte do miocárdio + recursos de autoajuda	2 sessões; 20 min	NRT	2 breves chamadas de aconselhamento não relacionadas com o enfarte do miocárdio, revisão das instruções de utilização de TSN	As taxas de prevalência pontual aos 7 dias foram maiores no grupo de intervenção (OR = 1,62, IC 95% [1,05-2,50]). Ao fim de um mês, 16,8% do grupo de cuidados habituais e 27,3% do grupo adaptado.

Ellerbeck 2009	1. Enfarte do miocárdio de alta intensidade 2. Intensidade moderada do enfarte do miocárdio	1. 6 sessões de 6 em 6 minutos; duração incerta 2. 2 sessões de 6 em 6 minutos; duração incerta	n/a	n/a	NRT ou bupropiona	Carta de boas-vindas, informações sobre medicação, cessação tabágica panfletos, Semestralmente personalizado boletim informativo, progresso periódico relatórios com aconselhamento sugestões	A IM de alta intensidade teve taxas de abstinência mais elevadas em comparação com a intensidade moderada (OR, 1,43 [IC 95%, 1,00 a 2,03]). Aos 24 meses, a abstinência auto-relatada foi de 27,9% para o grupo de alta intensidade, 23,5% para o grupo de intensidade moderada e 23,0% para o grupo de farmacoterapia.
De Azevedo 2010	Aconselhamento MI	8 sessões; 1 h 40 min	Breve conselho do CS	1 sessão; 15 min	n/a	n/a	As taxas de cessação do tabagismo foram de 44,9% (HII), 41,7% (LII) e 26,3% (UC) (P = 0,03).

Harris 2010	Aconselhamento MI	4 sessões; média 1 h 40 min	Aconselhamento de IM centrado no aumento do consumo de fruta e legumes	4 sessões; média 1 h 40 min	Farmacoterapia para fumadores altamente dependentes	n/a	Não há diferenças significativas nas taxas de cessação de fumar a 30 dias no final dos tratamentos ou no seguimento. O IM é eficaz nas tentativas de cessação e na redução dos dias fumados a curto prazo.
Audrain-McGovern 2011	Aconselhamento MET	5 sessões; 3 h 15 min	Aconselhamento breve e estruturado, utilizando os "5As" ou os "5Rs	5 sessões; 1 h 15 min	n/a	n/a	Os beneficiários do IM mostraram uma maior redução dos cigarros fumados por dia (5,3 vs. menos 3,3 cigarros por dia), sem diferença significativa nas taxas de abstinência tabágica.

Davis 2011	Aconselhamento MI	1 sessão; 15 min	Entrevista prescritiva sobre o tabagismo - firme e autoritária	1 sessão; 15 min	n/a	n/a	Aproximadamente 33% dos participantes relataram pelo menos um período de abandono de 24 horas durante o acompanhamento de 6 meses. Os participantes na condição motivacional responderam melhor às chamadas de acompanhamento.
Colby 2012	Aconselhamento de IM. Os pais dos participantes também falaram com os investigadores sobre a tentativa de deixar de fumar do seu filho e sobre o apoio que	2 sessões para adolescentes + 1 para pais; 1 h adolescentes; 15 min pais	Aconselhamento breve em matéria de SC com sessão de acompanhamento	2 sessões para adolescentes; 10 min (nenhuma para os pais)	n/a	Panfleto SC + informações de encaminhamento para tratamento	As taxas de abstinência confirmadas bioquimicamente mantiveram-se baixas e comparáveis entre os grupos (por exemplo, IM: 4,5%, BA: 1,4% ao 1 mês). Apenas o IM apresentou uma diminuição significativa

	lhe deram, utilizando os princípios da IM						dos cigarros fumados por dia ao fim de 1 mês. Ambos os grupos referiram uma redução do consumo.
Bock 2014	Aconselhamento de IM + intervenção 5As	3 sessões; aprox. 1 h	Intervenção 5As	1 sessão; 5 min	NRT	Intervenção 5As	Os sujeitos ME experimentaram maiores reduções nas tentações de fumar em situações sociais / de hábito e de afeto negativo, completaram mais chamadas de aconselhamento (ME mediana = 3 vs. SC mediana = 2, p <0,0001) e relataram mais semanas de uso de adesivo em ambos os 6 meses (p = 0,032) e 12 meses (p = 0,083)

							acompanha mentos.

Rohsen ow 2014	1. Sessão de aconsel hament o do IM 2. Sessão de aconsel hament o do IM + sessões de reforço	1. 1 sessão; 45 min 2. 3 sessões 1h 5min	1. Aconselha mento breve utilizando o método US AHRQ 2. Aconselha mento breve + 2 sessões de reforço	1. 1 sessão; 15 min 2. 3 sessões; 35 min	NRT	Panfletos da SC, informaçõ es sobre grupos de competên cias da SC e rebuçados	O IM e o BA produziram taxas de abstinência semelhantes : 10% a 1 mês e 2% a 3, 6 e 12 meses. Os doentes com elevado consumo de drogas antes do tratamento (>22 dias em 6 meses) tiveram maior abstinência aos 12 meses com BA (7%) do que com MI. O BA também levou a uma redução de 16-31% no número de cigarros e a

							uma maior motivação para deixar de fumar em comparação com o IM.
Rohsenow 2015	Sessão MI + sessões de reforço (metade recebeu pagamentos não contingentes e metade pagamentos contingentes)	4 sessões; cerca de 2 h	Aconselhamento breve utilizando os métodos da US AHRQ (metade recebeu pagamentos não contingentes e metade pagamentos contingentes)	4 sessões; aprox. 55 min	NRT	SC panfletos e rebuçados	CV, IM e BA produziram baixas taxas de abstinência (3-4% em cada ponto de seguimento de um ano). No entanto, a combinação de CV com IM produziu os melhores resultados, com 5,7% a 7,5% (média de 6,6%).
Battaglia 2016	Aconselhamento de IM + informação escrita de SC	12 sessões; 3 h 20 min	Programa de tele-saúde ao domicílio para PTSD + dispositivo eletrónico (Health Buddy)	n/a	NRT, bupropiona ou vareniclina	Programa de tele-saúde ao domicílio para PTSD + dispositivo eletrónico	Ambos os grupos apresentaram taxas de cessação do tabagismo sem diferença estatística nas

						(Health Buddy)	tentativas de abandono do tabagismo auto-relatadas em 24 horas, na abstinência do tabagismo em 7 dias ou na progressão das fases de mudança.
Cozinhar 2016	Aconselhamento MI	4 sessões; 50 min	1. Orientações para a redução do tabagismo 2. Sem tratamento	1. 7 sessões; 1 h 20 min. 2. Nenhuma sessão	NRT dependente do braço do ensaio (equilibrado entre os braços de interesse)	n/a	Uma interação significativa de 4 vias às 26 semanas ($p=.01$, $\beta = .12$) mostrou reduções do tabagismo com a pastilha de nicotina combinada com BR e BR+MI. Para além disso, a BR melhorou as

							taxas de abstinência às 12 semanas (p=.04), e a pastilha de nicotina, sem MI, aumentou a abstinência após a tentativa de deixar de fumar (p=.01).
Catley 2016	Aconselhamento MI	4 sessões; duração incerta	1. breve conselho 2. Aconselhamento da SC com base em diretrizes clínicas	1. 1 sessão 2. 4 sessões (durações não claras)	NRT ou vareniclina	Guia de autoajuda	Não houve diferenças significativas nas tentativas de deixar de fumar aos 6 meses de seguimento. A HE apresentou taxas de abstinência bioquimicamente verificadas mais elevadas aos 6 meses do que a BA (7,8% vs. 0,0%, p=0,003), com a Entrevista

							Motivacional a situar-se entre as duas (2,9% de abstinência, p=0,079).
Sherman 2016	1. Aconselhamento em terapia de IM e de resolução de problemas 2. Encaminhamento para a Quitline estatal (normalmente no estado de Nova Iorque) - conselheiros com formação em IM	1. 7 sessões; aprox. 1 h 30 min 2. 2 sessões; aprox. 30 min	n/a	n/a	NRT	n/a	No seguimento, as taxas de abstinência (prevalência pontual de 30 dias) foram mais elevadas no grupo de aconselhamento intensivo em comparação com o grupo de linha de apoio, aos 2 meses (29,0% vs. 20,7%) e aos 6 meses (37,4% vs. 31,5%).
Daly 2019	1. Aconselhament	1. 1 sessão;	Breve conselho do CS	1 sessão;	NRT	Conselhos breves para	Para os homens, o CE custou

	o breve + mensagens de texto com base na TCC e na IM 2. Aconselhamento breve + mensagens de texto + chamadas de aconselhamento com base na TCC e na IM	cerca de 5 min. 2. 11 sessões; cerca de 2 h		cerca de 5 m		deixar de fumar, materiais escritos, pormenores sobre a linha de apoio para deixar de fumar	mais $541 por pessoa que deixou de fumar do que o SC, enquanto o CI custou mais $5232; para as mulheres, o CE foi fracamente dominado pelo CI, custando mais $1092 por pessoa que deixou de fumar do que o SC, com todos os ICERs abaixo de $50.000 por QALY ganho.
Steinberg 2020	IM e NRT	Uma sessão 30 min e Adesivo de nicotina de 21 mg e pastilha de nicotina de 4 mg e fornecimento	Apenas para referência	-	Farmacoterapia	n/a	A amostragem de NRT levou a um aumento das tentativas de deixar de fumar com um tamanho de efeito moderado, enquanto o

		gratuito de 2 semanas					MI mostrou reduções sig. nos cigarros por dia. Os participantes na NRT utilizaram adesivos e pastilhas, com uma eficácia moderada.
Melnick 2021	1. entrevista motivacional + terapia cognitivo-comportamental	1. 4 sessões de aproximadamente 90 minutos cada	2. Terapia cognitivo-comportamental	1. 4 sessões de aproximadamente 90 minutos cada	NRT	n/a	A taxa de cessação do tabagismo com IM foi de 61,8% (RR = 1,25, IC 95%: 1,01-1,54, p = 0,043) em comparação com 47,7% no grupo de controlo.
Derefinko 2022	1. entrevista motivacional (IM) 2. redução da taxa (RR), 3.Combinação de IM e	1. 3 sessões aprox. 30 min. 2. 3 sessões de reforço aprox. 30 min.	1. aconselhamento breve (BA)	1. 3 sessões aprox. 30 min. 2. 3 sessões de reforço aprox. 30 min.	NRT	n/a	Aos 12 meses, a prevalência pontual ITT BA (10,9%) teve taxas mais baixas do que RR (27,2%, OR = 3,17) e MI + RR (26,9%, OR = 3,16). O BA não foi

	RR (IM + RR)						inferior ao IM (15,5%, OR = 1,56).

Linwei He 2022	Chatbot do tipo MI	Duas sessões	Chatbot neutro	Duas sessões	n/a	n/a	Os resultados deste estudo mostraram que, independentemente do estilo de conversação, os participantes em ambas as condições relataram uma maior motivação para deixar de fumar depois de falarem com o chatbot.
Li-Chi Huang 2023	Coaching de saúde	Treino presencial na linha de base30-45 min, seguido	Intervenção 5As e 5Rs	1sessão, duração desconhecida com chamada de	Farmacoterapia (vareniclina)	Vareniclina	O grupo de intervenção reduziu o seu consumo de tabaco em, pelo menos,

		de uma chamada telefónica mensal durante 6 meses		acompanhamento na 4ª, 8ª, 12ª e 24ª semanas			50% do que o grupo de controlo (p = 0,030). Os pacientes no plano de farmacoterapia no grupo de intervenção de coaching tiveram um efeito significativo na cessação do tabagismo (p = 0,011), mas foi insignificante no grupo de controlo

Esta dissertação investiga a eficácia e a adaptabilidade da Entrevista Motivacional (IM) na cessação tabágica. A entrevista motivacional (IM) é uma abordagem diretiva e centrada no cliente que visa aumentar a motivação intrínseca para a mudança, abordando a ambivalência e encorajando o empenho. A investigação salienta a flexibilidade da IM, permitindo a sua integração com várias outras intervenções, como a Terapia Cognitivo-Comportamental (TCC), a Terapia de Substituição da Nicotina (TSN) e a orientação para a saúde, proporcionando um sistema de apoio abrangente adaptado às necessidades individuais. Os principais resultados indicam que a IM aumenta significativamente a motivação e o empenho em deixar de fumar, tornando-a uma ferramenta eficaz na cessação tabágica. A dissertação examina várias implementações da IM, incluindo o aconselhamento da IM com guiões semi-estruturados, a Terapia de Reforço Motivacional (MET), a IM combinada com a intervenção 5As e sessões de IM aumentadas por sessões de reforço ou pagamentos contingentes. Também explora abordagens inovadoras, como chatbots ao estilo do MI e o MI combinado com recursos de autoajuda, demonstrando a ampla aplicabilidade do MI.

A investigação sublinha a eficácia da combinação da IM com outras abordagens terapêuticas. Por exemplo, a IM em conjunto com a TCC aborda as barreiras cognitivas e motivacionais para deixar de fumar, enquanto a IM em conjunto com a TSN aborda a dependência física da nicotina. A formação em saúde que incorpora técnicas de IM proporciona uma abordagem holística ao bem-estar, apoiando ainda mais os esforços de cessação tabágica.

As evidências dos estudos analisados sugerem que a IM não só aumenta a motivação e o empenho, como também reduz as taxas de recaída e aumenta o sucesso global dos programas de cessação tabágica. Os resultados têm implicações significativas para a saúde pública, indicando que a IM pode desempenhar um papel crucial na redução da prevalência do tabagismo e na melhoria dos resultados de saúde da população. Esta dissertação afirma que a Entrevista Motivacional é um método versátil e eficaz para a cessação tabágica. A sua capacidade de integração com várias intervenções torna-a uma ferramenta valiosa para os prestadores de cuidados de saúde que pretendem apoiar os indivíduos a deixarem de fumar. Esta abordagem abrangente não só aborda os aspectos psicológicos e fisiológicos da dependência, como também contribui para objectivos mais amplos de saúde pública, reduzindo a incidência de doenças relacionadas com o tabagismo.

Em conclusão, a Entrevista Motivacional (IM) é um método diretivo e centrado no cliente que visa aumentar a motivação intrínseca para a mudança através da resolução da ambivalência. Tem-se revelado altamente eficaz nos esforços de cessação tabágica, promovendo a mudança de comportamento. A integração da IM em programas de cessação tabágica marca um avanço significativo nas estratégias de saúde pública para combater a dependência do tabaco. A adaptabilidade do MI permite-lhe combinar-se na perfeição com várias intervenções terapêuticas, incluindo a Terapia Cognitivo-Comportamental (TCC), a Terapia de Substituição da Nicotina (TSN) e o coaching de saúde, oferecendo uma abordagem holística que aborda tanto os aspectos psicológicos como os fisiológicos de deixar de fumar. As evidências desta dissertação sublinham a eficácia da IM no aumento da motivação e do empenhamento entre aqueles que tentam deixar de fumar. Ao resolver a ambivalência e ao fomentar a motivação intrínseca, a IM capacita os indivíduos a darem passos decisivos no sentido de uma vida sem fumo. Além disso, a natureza colaborativa e empática da IM cria um ambiente de apoio que encoraja uma mudança de comportamento duradoura. Estes resultados têm implicações significativas para as estratégias de saúde pública destinadas a reduzir as taxas de tabagismo. A incorporação da IM nos programas de cessação tabágica pode aumentar significativamente as taxas de sucesso, reduzindo assim o peso das doenças relacionadas com o tabagismo e melhorando a saúde geral da população. À medida que os prestadores de cuidados de saúde procuram métodos eficazes para apoiar a cessação tabágica, a IM destaca-se como uma abordagem versátil e baseada em provas que pode ser adaptada para satisfazer as diversas necessidades dos indivíduos na sua jornada para deixar de fumar. De um modo geral, esta dissertação destaca o papel crucial da Entrevista Motivacional na cessação tabágica, sublinhando a sua importância como pedra angular em intervenções de saúde pública abrangentes e eficazes.

1. Base de dados da Carga Global da Doença.Washington, DC: Instituto de Métricas da Saúde; 2019. IHME, acedido em 17 de julho de 2023

2. Relatório global da OMS sobre as tendências na prevalência do consumo de tabaco 2000-2025, quarta edição. OMS, Genebra, 2021

3. Butler CC, Rollnick S, Cohen D, Bachmann M, Russell I, Stott N. Motivational consulting versus brief advice for smokers in general practice: a randomized trial. British Journal of General Practice. 1999;

4. Colby SM, Monti PM, O'Leary Tevyaw T, Barnett NP, Spirito A, Rohsenow DJ, et al. Brief motivational intervention for adolescent smokers in medical settings. Addictive Behaviors. 2005 Jun;30(5):865-74.

5. Ahluwalia JS, Okuyemi K, Nollen N, Choi WS, Kaur H, Pulvers K, et al. The effects of nicotine gum and counseling among African American light smokers: a 2 × 2 fatorial design. Addiction. 2006 Jun;101(6):883-91.

6. Soria R, Legido A, Escolano C, Yeste AL, Montoya J. A randomised controlled trial of motivational interviewing for smoking cessation. British Journal of General Practice. 2006;

7. Kelly AB, Lapworth K. The HYP program-Targeted motivational interviewing for adolescent violations of school tobacco policy (O programa HYP - entrevista motivacional direcionada para

adolescentes que violam a política de tabaco na escola). Preventive Medicine. 2006 Dec;43(6):466-71.

8. Bock B, Becker B, Niaura R, Partridge R, Fava J, Trask P. Cessação do tabagismo entre pacientes numa unidade de observação de dor torácica de emergência: Outcomes of the Chest Pain Smoking Study (CPSS). Nicotine & Tobacco Res. 2008 Oct;10(10):1523-31.

9. Ellerbeck EF, Mahnken JD, Cupertino AP, Cox S, Greiner KA, Mussulman LM, et al. Impact of Varying Levels of Disease Management on Smoking Cessation: A Randomized Trial. 2010;

10. De Azevedo RCS, Mauro MLF, Lima DD, Gaspar KC, Da Silva VF, Botega NJ. A internação em hospital geral como oportunidade para estratégias de cessação do tabagismo: um ensaio clínico no Brasil. General Hospital Psychiatry. 2010 Nov;32(6):599-606.

11. Harris KJ, Catley D, Good GE, Cronk NJ, Harrar S, Williams KB. Motivational interviewing for smoking cessation in college students (Entrevista motivacional para a cessação do tabagismo em estudantes universitários): A group randomized controlled trial. Preventive Medicine. 2010 Nov;51(5):387-93.

12. Audrain-McGovern J, Stevens S, Murray PJ, Kinsman S, Zuckoff A, Pletcher J, et al. The Efficacy of Motivational Interviewing Versus Brief Advice for Adolescent Smoking Behavior Change (A eficácia da entrevista motivacional versus aconselhamento breve para a

mudança do comportamento tabágico dos adolescentes). Pediatrics. 2011 Jul 1;128(1): e101-11.

13. Davis MF, Shapiro D, Windsor R, Whalen P, Rhode R, Miller HS, et al. Motivational interviewing versus prescriptive advice for smokers who are not ready to quit. Patient Education and Counseling. 2011 Apr;83(1):129-33.

14. Colby SM, Nargiso J, Tevyaw TO, Barnett NP, Metrik J, Lewander W, et al. Enhanced motivational interviewing versus brief advice for adolescent smoking cessation: Resultados de um ensaio clínico aleatório. Addictive Behaviors. 2012 Jul;37(7):817-23.

15. Bock BC, Papandonatos GD, De Dios MA, Abrams DB, Azam MM, Fagan M, et al. Tobacco Cessation Among Low-Income Smokers: Motivational Enhancement and Nicotine Patch Treatment. Investigação sobre a nicotina e o tabaco. 2014 Apr 1;16(4):413-22.

16. Rohsenow DJ, Martin RA, Monti PM, Colby SM, Day AM, Abrams DB, et al. Motivational interviewing versus brief advice for cigarette smokers in residential alcohol treatment. Journal of Substance Abuse Treatment. 2014 Mar;46(3):346-55.

17. Rohsenow DJ, Tidey JW, Martin RA, Colby SM, Sirota AD, Swift RM, et al. Contingent Vouchers and Motivational Interviewing for Cigarette Smokers in Residential Substance Abuse Treatment. Jornal de Tratamento do Abuso de Substâncias. agosto de 2015; 55:29-38.

18. Battaglia C, Peterson J, Whitfield E, Min SJ, Benson SL, Maddox TM, et al. Integrando a Entrevista Motivacional em um Programa de Telessaúde Domiciliar para Veteranos com Transtorno de Estresse Pós-Traumático que Fumam: A Randomized Controlled Trial: Cessação do Tabagismo para Veteranos com PTSD. J Clin Psychol. 2016 Mar;72(3):194-206.

19. Cook JW, Collins LM, Fiore MC, Smith SS, Fraser D, Bolt DM, et al. Comparative effectiveness of motivation phase intervention components for use with smokers unwilling to quit: a fatorial screening experiment. Addiction. 2016 Jan;111(1):117-28.

20. Catley D, Goggin K, Harris KJ, Richter KP, Williams K, Patten C, et al. A Randomized Trial of Motivational Interviewing. Jornal Americano de Medicina Preventiva. 2016 May;50(5):573-83.

21. Sherman SE, Link AR, Rogers ES, Krebs P, Ladapo JA, Shelley DR, et al. Smoking-Cessation Interventions for Urban Hospital Patients. Jornal Americano de Medicina Preventiva. 2016 Oct;51(4):566-77.

22. Daly AT, Deshmukh AA, Vidrine DJ, Prokhorov AV, Frank SG, Tahay PD, et al. Cost-effectiveness analysis of smoking cessation interventions using cell phones in a low-income population. Tob Control. 2018 Jun 9; tobaccocontrol-2017-054229.

23. Steinberg ML, Rosen RL, Versella MV, Borges A, Leyro TM. A Pilot Randomized Clinical Trial of Brief Interventions to Encourage Quit Attempts in Smokers from Socioeconomic Disadvantage. Investigação sobre a Nicotina e o Tabaco. 2020 Aug 24;22(9):1500-8.

24. Melnick R, Mendonça CS, Meyer E, Faustino-Silva DD. Eficácia da entrevista motivacional em grupos de fumadores nos cuidados de saúde primários: um ensaio aleatório por clusters de base comunitária. Cad Saúde Pública. 2021;37(3): e00038820.

25. Derefinko KJ, Bursac Z, Hand SB, Ebbert JO, Womack C, Klesges RC. Planning a Change Easily (PACE) for smokers who are not ready to quit: a telephone-based, randomized controlled trial. Addiction. 2022 Jun;117(6):1748-57.

26. He L, Basar E, Wiers RW, Antheunis ML, Krahmer E. Podem os chatbots ajudar a motivar a cessação tabágica? Um estudo sobre a eficácia da entrevista motivacional no envolvimento e na aliança terapêutica. BMC Saúde Pública. 2022 Dec;22(1):726.

27. Huang LC, Chang YT, Lin CL, Chen RY, Bai CH. Eficácia do Coaching de Saúde na Cessação do Tabagismo e Promoção do Uso de Medicamentos Orais para Cessação do Tabagismo em Pacientes com Diabetes Tipo 2: A Randomized Controlled Trial. IJERPH. 2023 Mar 12;20(6):4994.

28. Moyers, T. B. (2004). History and happenstance: how motivational interviewing got its start. Journal of Cognitive Psychotherapy, 18, 291-298.

29. Miller, W. R. (1995). Notas da sobremesa. Steve and I. Motivational Interviewing Newsletter. Disponível em: http://motivationalinterview.org/mint/ mint2_1.pdf (acedido em 5 de janeiro de 2009).

30. Sellman, J. D., MacEwan, I. K., Deering, D. D., & Adamson, S. J. (2007). A comparison of motivational interviewing with non-directive counselling (Uma comparação da entrevista motivacional com o aconselhamento não-diretivo). In: Tober, G., & Raistrick, D., editores. Motivational dialogue. New York: Routledge.

31. Miller, W. R. (1983). Motivational interviewing with problem drinkers. Behavioural Psychotherapy, 11, 147-172.

32. Miller, W. R., Benefield, R. G., & Tonigan, J. S. (1993). Aumentar a motivação para a mudança no problema do consumo de álcool: uma comparação controlada de dois estilos de terapeuta. Journal of Consulting and Clinical Psychology, 61, 455-461.

33. Rollnick, S., & Miller, W. R. (1995). What is motivational interviewing? Behavioural and Cognitive Psychotherapy, 23, 325-334.

34. Miller, W. R., & Rollnick, S. (2002). Motivational interviewing - preparing people for change (Entrevista motivacional - preparando as pessoas para a mudança). New York: Guilford Press.

35. Miller, W. R., & Rollnick, S. (2009). Dez coisas que a entrevista motivacional não é. Behavioral and Cognitive Psychotherapy, 37, 129-140.

36. Arkowitz, H., & Miller, W. R. (2008). Aprendendo, aplicando e ampliando a entrevista motivacional. In: Arkowiz, H., Westra, H. A., Miller, W. R., & Rollnick, S., editores. Motivational interviewing in the treatment of psychological problems (Entrevista motivacional no tratamento de problemas psicológicos). New York: Guilford Press.

37. Miller, W. R., & Rollnick, S. (1991). Motivational interviewing - preparing people to change addictive behavior. New York: Guilford Press.

38. Raistrick, D. (2007). Motivação e barreiras à mudança. In: Tober, G., & Raistrick, D., editores. Motivational dialogue. New York: Routledge.

39. Rollnick, S., Miller, W. R., & Butler, C. C. (2008). Motivational interviewing in health care: helping patients change behavior. New York: Guilford Press.

40. Wahab, S. (2005). Motivational interviewing and social work practice (Entrevista motivacional e prática de trabalho social). Journal of Social Work, 5, 45-60.

41.Amrhein, P., Miller, W.R., Yahne, C.E., Palmer, M., & Fulcher, L. (2003). A linguagem de compromisso do cliente durante a entrevista motivacional prevê os resultados do consumo de drogas. Journal of Consulting and Clinical Psychology, 71, 862-878.

42.Catley, D., Harris, K.J., Mayo, M.S., Hall, S., Okuyemi, K.S., Boardman, T., et al. (2006). Adesão aos princípios da entrevista motivacional e comportamento do cliente com a sessão. Behavioural and Cognitive Psychotherapy, 24, 43-56

43.Moyers, T. B., & Martin, T. (2006). Therapist influence on client language during motivational interviewing sessions (Influência do terapeuta na linguagem do cliente durante sessões de entrevista motivacional). Journal of Substance Abuse Treatment, 30, 245-251.

44.Hettema, J., Steele, J., & Miller, W. (2005). Motivational interviewing (Entrevista motivacional). Annual Review of Clinical Psychology, 1, 91-111.

45.Draycott, S., & Dabbs, A. (1998). Cognitive dissonance 2: a theoretical grounding of motivational interviewing. British Journal of Consulting and Clinical Psychology, 37, 355-364.

46.Rogers, C. R. (1959). Uma teoria da terapia, da personalidade e das relações interpessoais desenvolvida no quadro centrado no cliente. In: Koch, S., editor. Psychology: the study of science, formulations of the person and the social context (pp. 184-256). Nova Iorque: McGraw-Hill.

47. Festinger, L. (1957). A theory of cognitive dissonance (Uma teoria da dissonância cognitiva). Evanston, IL: Row and Peterson.

48. Aronson, E., Fried, C., & Stone, J. (1991). Overcoming denial and increasing the intention to use condoms through the induction of hypocrisy (Superar a negação e aumentar a intenção de usar preservativos através da indução da hipocrisia). American Journal of Public Health, 1, 1636-1638.

49. Cooper, J. (2007). Cognitive dissonance. Cinquenta anos de teoria clássica. Londres: Sage.

50. Dowd, E. T. (1993). Motivational components of client reactance (Componentes motivacionais da reação do cliente). Journal of Counseling, 12, 458-469.

51. Fogarty, J. S. (1997). Reactance theory and patient non-compliance. Social Science & Medicine, 45, 1277-1288.

52. Bandura, A. (1977). Self-efficacy: towards a unifying theory of behavioral change. Psychology Review, 84, 191-215.

53. Bandura, A. (1986). Social foundations of thought and action; a social cognitive theory. Englewood Cliffs; NJ: Prentice Hall.

54. Armitage, C. J., & Conner, M. (2000). Social cognition models and health behaviour: a structured review. Psychology and Health, 15, 173-189.

55. Prochaska, J. O., & DiClemente, C. C. (1983). Stages and processes of self-change of smoking: towards an integrative model of change. Journal of Consulting and Clinical Psychology, 51, 390-395.

56. Markland, D., Ryan, R. M., Tobin, V. J., & Rollnick, S. (2005). Motivational interviewing and self-determination theory (Entrevista motivacional e teoria da autodeterminação). Journal of Social and Clinical Psychology, 24, 811-831.

57. Deci, E. L., & Ryan, R. M. (2002). Handbook of self-determination research. Rochester, NY: The University of Rochester Press.

58. Deci, E. L., Eghrari, H., Patrick, B. C., & Leone, D. R. (1994). Facilitando a internalização: a perspetiva da teoria da autodeterminação. Journal of Personality, 62, 119-142.

59. Jha P, Chaloupka FJ, Moore J, Gajalakshmi V, Gupta PC, Peck R, et al. Tobacco addiction. In: Disease Control Priorities in Developing Countries (Prioridades de Controlo de Doenças nos Países em Desenvolvimento). Jamison DT, Breman JG, Measham AR, et al., (editores). Nova Iorque, NY: Oxford University Press; 1996. p.869-86.

60. Ezzati M, Lopez AD. Regional, disease specific patterns of smoking-attributable mortality in 2000 (Padrões regionais e específicos de

mortalidade atribuível ao tabagismo em 2000). Tob Control. 2004; 13:388-95.

61. Ezzati M, Henley SJ, Lopez AD, Thun MJ. Role of smoking in global and regional cancer epidemiology: current patterns and data needs. Int J Cancer. 2005; 116:963-71.

62. Organização Mundial de Saúde. MPOWER: Um Pacote de Políticas para Reverter a Epidemia do Tabaco. Genebra: OMS; 2011.

63. Jha P. Avoidable global cancer deaths and total deaths from smoking. Nat Rev Cancer. 2009; 9:655-64.

64. OMS 2011 OMS. Relatório sobre o estado global do álcool e da saúde. http://www.who.int/substance_abuse/publications/global_alcohol_report/msbgsruprofiles.pdf. OMS, 2011.

65. Corrao G, Bagnardi V, Zambon A, Arico S. Exploring the doseresponse relationship between alcohol consumption and the risk of several alcohol-related conditions: a meta-analysis. Addiction 1999;94(10):1551-73.

66. Edwards AP, Babor G, Casswell TF, Ferrence S. The individual's drinking and degree of risk. Alcohol Policy and the Public Good. Oxford: Oxford University Press, 1994.

67. Greenfield TK. In: Heather N, Stockwell T editor(es). Individual risk of alcohol related disease and problems, in international handbook of

alcohol dependence and problems. Chichester, Reino Unido: John Wiley & Sons, 2001.

68. Thakker KD. An overview of health risks and benefits of alcohol consumption. Alcoholism: Clinical and Experimental Research 1998;22(7 Suppl):285-98.

69. Burke BL, Arkowitz H, Menchola M. The eNicacy of motivational interviewing: a meta-analysis of controlled clinical trials (A eficácia da entrevista motivacional: uma meta-análise de ensaios clínicos controlados). Journal of Consulting and Clinical Psychology 2003; 71:843-61.

70. Paterson GA, Forgatch MS. O comportamento do terapeuta como determinante da não-conformidade do cliente: um paradoxo para o modificador de comportamento. Journal of Consulting and Clinical Psychology 1985; 53:846-51.

71. Abrams DB, Clayton RR. Investigação transdisciplinar para melhorar as intervenções breves para comportamentos aditivos. In: Monti PM, Colby SM, O'Leary TA editor(es). Adolescents, Alcohol, and Substance Abuse: Reaching Teens Through Brief Interventions. New York: Guilford Press, 2001.

72. Maisto SA, Carey KB, Bradizza CM. Teoria da aprendizagem social. Psychological Theories of Drinking and Alcoholism. 2ª Edição. Nova Iorque: Blane HT, Leonard KE, Guilford Press, 1999.

73. Prochaska JO, DiClemente CC, Norcross JC. In search of how people change: applications to addictive behaviors. American Psychologist 1992; 47:1102-14.

74. Engel GL. A necessidade de um novo modelo médico: Um desafio para a biomedicina. Science 1977; 196:129- 136.

75. Shumaker ND, Metcalf BT, Toscano NT, Holtzclaw DJ. Manutenção periodontal e periimplantar: Um fator crítico no sucesso do tratamento a longo prazo. Compend Contin Educ Dent 2009; 30:388-390, 392, 394 passim, quiz 407, 418.

76. Stott NC, Pill RM. "Aconselhar sim, ditar não". A opinião dos doentes sobre a promoção da saúde na consulta. Fam Pract 1990; 7:125-131.

77.

78. Weinstein P, Harrison R, Benton T. Motivar os pais para a prevenção de cáries nos seus filhos pequenos: One-year findings. J Am Dent Assoc 2004; 135:731-738.

79. McKenzie KJ, Pierce D, Gunn JM. A Systematic Review of Motivational Interviewing in Healthcare (Uma revisão sistemática da entrevista motivacional nos cuidados de saúde): The Potential of Motivational Interviewing to Address the Lifestyle Factors Relevant to Multimorbidity (O potencial da entrevista motivacional para abordar os factores do estilo de vida relevantes para a multimorbilidade). *Journal of Comorbidity*. 2015;5(1):162-174. doi:10.15256/joc.2015.5.55

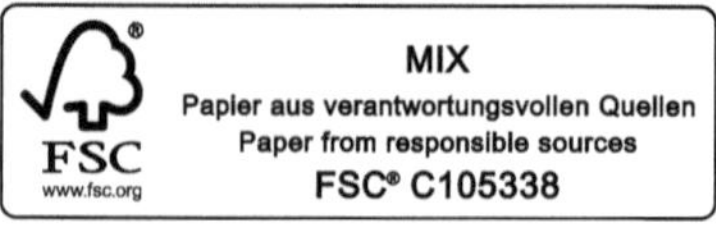

Printed by Books on Demand GmbH, Norderstedt / Germany